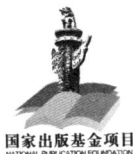

国家出版基金项目
NATIONAL PUBLICATION FOUNDATION

中医历代名家学术研究丛书

主编 潘桂娟

林燕 编著

王洪绪

Academic Research Series of Famous
Doctors of Traditional Chinese
Medicine through the Ages

"十三五"国家重点图书出版规划项目

全国百佳图书出版单位
中国中医药出版社
·北 京·

图书在版编目（CIP）数据

中医历代名家学术研究丛书.王洪绪/潘桂娟主编；
林燕编著.—北京：中国中医药出版社，2022.7
ISBN 978-7-5132-6696-3

Ⅰ.①中… Ⅱ.①潘… ②林… Ⅲ.①中医临床—经验—
中国—清代 Ⅳ.① R249.1

中国版本图书馆 CIP 数据核字（2021）第 007874 号

中国中医药出版社出版

北京经济技术开发区科创十三街 31 号院二区 8 号楼
邮政编码 100176
传真 010-64405721
河北品睿印刷有限公司印刷
各地新华书店经销

开本 880×1230 1/32 印张 5.25 字数 135 千字
2022 年 7 月第 1 版 2022 年 7 月第 1 次印刷
书号 ISBN 978 – 7 – 5132 – 6696 – 3

定价 49.00 元
网址 www.cptcm.com

服 务 热 线 010-64405510
购 书 热 线 010-89535836
维 权 打 假 010-64405753

微信服务号 zgzyycbs
微商城网址 https://kdt.im/LIdUGr
官 方 微 博 http://e.weibo.com/cptcm
天猫旗舰店网址 https://zgzyycbs.tmall.com

如有印装质量问题请与本社出版部联系（010-64405510）
版权专有 侵权必究

2005 年国家重点基础研究发展计划（973 计划）课题"中医学理论体系框架结构与内涵研究"（编号：2005CB532503）

2009 年科技部基础性工作专项重点项目"中医药古籍与方志的文献整理"（编号：2009FY120300）子课题"古代医家学术思想与诊疗经验研究"

2013 年国家重点基础研究发展计划（973 计划）项目"中医理论体系框架结构研究"（编号：2013CB532000）

国家中医药管理局重点研究室"中医理论体系结构与内涵研究室"建设规划

"十三五"国家重点图书、音像、电子出版物出版规划（医药卫生）

2021 年度国家出版基金资助项目

项目来源及国家重点图书出版计划

中医理论肇始于《黄帝内经》《难经》，本草学探源于《神农本草经》，辨证论治及方剂学发轫于《伤寒杂病论》。在此基础上，历代医家结合自身的思考与实践，提出独具特色的真知灼见，不断革故鼎新，充实完善，使得中医药学具有系统的知识体系结构、丰富的原创理论内涵、显著的临床诊治疗效、深邃的中国哲学背景和特有的话语表达方式。历代医家本身就是"活"的学术载体，他们刻意研精，探微索隐，华叶递荣，日新其用。因此，中医药学发展的历史进程，始终呈现出一派继承不泥古、发扬不离宗的繁荣景象。

中国中医科学院中医基础理论研究所，自 2008 年起相继依托 2005 年国家重点基础研究发展计划（973 计划）课题"中医学理论体系框架结构与内涵研究"、2009 年科技部基础性工作专项重点项目"中医药古籍与方志的文献整理"子课题"古代医家学术思想与诊疗经验研究"、2013 年国家重点基础研究发展计划（973 计划）项目"中医理论体系框架结构研究"，以及国家中医药管理局重点研究室（中医理论体系结构与内涵研究室）建设规划，联合北京中医药大学等 16 所高等院校及科研和医疗机构的专家、学者，选取历代具有代表性或学术特色突出的医家，系统地阐释与解析其学术思想和诊疗经验，旨在发掘与传承、丰富与完善中医理论，为提升中医师临床实践能力和水平提供参考和借鉴。本套丛书即是由此系列研究阶段性成果总结而成。

综观历史，凡能称之为"大医"者，大都博览群书，学问淹博赅洽，集百家之言，成一家之长。因此，我们以每位医家的内容独立成书，尽可能尊重原著，进行总结、提炼和阐发。本丛书的另一个特点是，将医家特色学术观点与临床实践相印证，尽可能选择一些典型医案，用以说明理论的实践价值，便于临床施用。本丛书列选"'十三五'国家重点图书、音像、电子出版物出版规划""医药卫生"类项目，收载民国及以前共 102 名医家。第一批 61 个分册，已于 2017 年出版。第二批 41 个分册，申报 2021 年国家出版基金项目已获批准，出版在即。

丛书各分册作者，有中医基础和临床学科的资深专家、国家及行业重点学科带头人，也有中青年骨干教师、科研人员和临床医师中的学术骨干，来自全国高等中医药院校、科研机构和临床单位。从学科分布来看，涉及中医基础理论、中医各家学说、中医医史文献、中医经典及中医临床基础、中医临床各学科。全体作者以对中医药事业的拳拳之心，共同努力和无私奉献，历经数年完成了这份艰巨的工作，以实际行动切实履行了"继承好、发展好、利用好"中医药的重大使命。

在完成上述科研项目及丛书撰写、统稿与审订的过程中，研究团队暨编委会和审订委员会全体成员精益求精之心始终如一。在上述科研项目负责人、丛书总主编、中国中医科学院中医基础理论研究所潘桂娟研究员主持下，由常务副主编陈曦副研究员、张宇鹏副研究员及各分题负责人——翟双庆教授、钱会南教授、刘桂荣教授、郑洪新教授、邢玉瑞教授、马淑然教授、文颖娟教授、陆翔教授、杨卫彬研究员、崔为教授、江泳教授、柳亚平副教授、王静波副教授等，以及医史文献专家张效霞教授，分别承担或参与了团队的组织和协调，课题任务书和丛书编写体例的起草、修订和具体组织实施，各单位课题研究任务的落实和分册文稿编写、审订等工作。编委会多次组织工作会议和继续教育项目培训，推进编撰工作进度，确保书稿撰写规范，并组织有关专家对初稿进行审订；最终，由总主编与常务副主编对丛书各分册进行复审、修订和统稿，并与全体作者充分交流，对各分册内容加以补充完善，而始得告成。

2016年2月，国家中医药管理局颁布《关于加强中医理论传承创新的若干意见》，指出要"加强对传承脉络清晰、理论特色鲜明的古代医家的学术思想研究"。2016年2月，国务院颁布《中医药发展战略规划纲要（2016—2030年）》，强调"全面系统继承历代各家学术理论、流派及学说"。上述项目研究及丛书的编写，是研究团队对国家层面"遵循中医药发展规律，传承精华，守正创新"号召的积极响应，体现了当代中医人敢于担当的勇气和矢志不渝的追求！通过此项全国协作的系统工程，凝聚了中医医史、文献、理论、临床研究的专门人才，培育了一支专业化的学术队伍。

在此衷心感谢中国中医科学院及其所属中医基础理论研究所、中医药信息研究所、研究生院，以及北京中医药大学、陕西中医药大学、山东中医药大学、云南中医药大学、安徽中医药大学、辽宁中医药大学、浙江中医药大学、成都中医药大学、湖南中医药大学、长春中医药大学、黑龙江中医药大学、南京中医药大学、河北中医学院、贵州中医药大学、中日友好医院16家科研、教学和医疗单位对此项工作的大力支持！衷心感谢中国中医科学院余瀛鳌研究员、姚乃礼主任医师、曹洪欣教授与北京中医药大学严季澜教授在项目实施和本丛书出版过程中给予的悉心指导与支持！衷心感谢中国中医药出版社有关领导及华中健编辑、芮立新编辑、伊丽萦编辑、鄢洁编辑及丛书编校人员的辛勤付出！

在本丛书即将付梓之际，全体作者感慨万千！希望广大读者透过本丛书，能够概要纵览中医药学术发展之历史脉络，撷取中医理论之精华，承绪千载临床之经验，为中医药学术的振兴和人类卫生保健事业做出应有的贡献！

由于种种原因，书中难免有疏漏之处，敬请读者不吝批评指正，以促进本丛书的不断修订和完善，共同推进中医历代名家学术的继承与发扬！

《中医历代名家学术研究丛书》编委会

2021 年 3 月

凡例

一、本套丛书选取的医家，为历代具有代表性或特色思想与临床经验者，包括汉代至晋唐医家 6 名，宋金元医家 19 名，明代医家 24 名，清代医家 46 名，民国医家 7 名，总计 102 名。每位医家独立成册，旨在对医家学术思想与诊疗经验等内容进行较为详尽的总结阐发，并进行精要论述。

二、丛书的编写，本着历史、文献、理论研究有机结合的原则，全面解读、系统梳理和深入研究医家原著，适当参考古今有关该医家的各类文献资料，对医家学术思想和诊疗经验加以发掘、梳理、提炼、升华、概括，将其中具有理论意义、实践价值的独特内容阐发出来。

三、丛书在总体框架上，要求结构合理、层次清晰；在内容阐述上，要求概念正确，表述规范，持论公允，论证充分，观点明确，言之有据；在分册体量上，鉴于每个医家的具体情况不同，总体要求控制在 10 万～20 万字。

四、丛书的每一分册的正文结构，分为"生平概述""著作简介""学术思想""临证经验"与"后世影响"五个独立的内容范畴。各分册将拟论述的内容按照逻辑与次序，分门别类地纳入以上五个内容范畴之中。

五、"生平概述"部分，主要包括医家姓名字号、生卒年代、籍贯等基本信息，时代背景、从医经历以及相关问题的考辨等。

六、"著作简介"部分，逐一介绍医家的著作名称（包括现存、已经亡佚又经后人辑复的著作）、卷数、成书年代、主要内容、学术价值等。

七、"学术思想"部分，分为"学术渊源"与"学术特色"两部分进行论述。前者重在阐述医家之家传、师承、私淑（中医经典或前代医家思想对其影响）关系，重点发掘医家学术思想的历史传承与学术渊源；后者主要从独特学术见解、学术成就、学术特点等方面，总结医家的主要学术思想特色。

八、"临证经验"部分，重点考察和论述医家学术著作中的医案、医论、医话，并有选择地收集历代杂文笔记、地方志等材料，从中提炼整理医家临床诊疗的思路与特色，发掘、总结其独到的诊治方法。此外，还根据医家不同情况，以适当方式选录部分反映医家学术思想与临证特色的医案。

九、"后世影响"部分，主要包括"学术影响与历代评价""学派传承（学术传承）""后世发挥"和"国外流传"等内容。其中，对医家的总体评价，重视和体现学术界共识和主流观点，在此基础上，有理有据地阐明新见解。

十、附以"参考文献"，标示引用著作名称及版本。同时，分册编写过程中涉及的期刊与学位论文，以及未经引用但能体现一定研究水准的期刊与学位论文也一并列出，以充分体现对该医家研究的整体状况。

十一、附以丛书全部医家名录，依照时间先后排列，以便查验。

十二、丛书正文标点符号使用，依据中华人民共和国国家标准《标点符号用法》（GB/T 15834—2011）。医家原书中出现的俗字、异体字等一律改为简化正体字，个别不能对应简化字的繁体字酌予保留。

《中医历代名家学术研究丛书》编委会

2021 年 3 月

内容提要

　　王维德，字洪绪，别号林屋山人，又号定定子；生于清康熙八年（1669），卒于清乾隆十四年（1749）；江苏吴县西山人；中医外科名家，外科三大学派之"全生派"的代表人物；著有《外科证治全生集》等著作。其幼承家学，通晓内外妇儿诸科，尤其擅长外科疮疡诊治。王洪绪在外科学领域的主要建树，如倡导阴虚阳实理论，完善外科阴阳辨证体系，提出"阳痈阴疽"学说；重用"消法"，善施"托法"，提出"阳和通腠、温补气血"的阴疽治疗大法；自创阳和汤、小金丹、犀黄丸等名方，填补了外科阴证理法方药的空白；重视中药材炮制，临床用药力专而效强；为统一外科常用药炮制法度做出了突出贡献，极大地推动了中医外科学的发展。本书内容包括王洪绪的生平概述、著作简介、学术思想、临证经验及后世影响等。

王维德，字洪绪，别号林屋山人，又号定定子；生于清康熙八年（1669），卒于清乾隆十四年（1749）；江苏吴县西山人；中医外科名家，外科三大学派之"全生派"的代表人物；著有《外科证治全生集》等著作。其幼承家学，通晓内外妇儿诸科，尤其擅长外科疮疡诊治。王洪绪在外科学领域的主要建树，如倡导阴虚阳实理论，完善外科阴阳辨证体系，提出"阳痈阴疽"学说；重用"消法"，善施"托法"，提出"阳和通腠、温补气血"的阴疽治疗大法；自创阳和汤、小金丹、犀黄丸等名方，填补了外科阴证理法方药的空白；重视中药材炮制，临床用药力专而效强；为统一外科常用药炮制法度做出了突出贡献，极大地推动了中医外科学的发展。

笔者以"王洪绪""王维德""外科证治全生集""全生派"为检索词，在中国知网（CNKI）上，检索到 1959 年至 2018 年期刊论文 60 余篇，学位论文 3 篇，未见研究专著。研究内容主要涉及以下几个方面：王洪绪的生平与学术成就；《外科证治全生集》《选方拔萃》《外科证治全生择要诸方》《咽喉证治》等著作的成书、版本流传及学术价值；某些临床病证的诊治特点探讨等。

本次整理研究，重在深入研读王洪绪的医学著作，梳理和提炼其学术思想特点和临床诊疗经验。具体整理研究工作主要从以下方面展开。

（1）分析王洪绪生活的时代背景，梳理其生平概况；厘清其医学著作《外科证治全生集》编写脉络；基于王洪绪的原著，并参考相关文献，确认其学术成就。

（2）探究王洪绪的学术思想。首先，考察其学术渊源，王洪绪幼承家传，秉承《黄帝内经》学术思想，汲取前贤各家学说，通晓内外妇儿诸科，尤其擅长外科疮疡诊治。继而，分析其学术特色。如：王洪绪倡导阴虚阳实理论，完善外科阴阳辨证体系，提出"阳痈阴疽"学说；重用"消法"，善施"托法"，提出"阳和通腠、温补气血"的阴疽治疗大法；自创阳和汤、小金丹、犀黄丸等名方，填补了外科阴证理法方药的空白；重视中药材炮制，临床用药力专而效强；为统一外科常用药炮制法度做出了突出贡献。

（3）挖掘王洪绪的临证治疗特色。深入研读王洪绪的代表作《外科证治全生集》《选方拔萃》《外科证治全生择要诸方》，梳理其病证论治的具体特色。从外科、内科、妇科、儿科中，选择了 60 多种疾病，阐发病因病机，鉴别临床表现，解析治则治法，陈述选方用药，列举临床医案。还选取了 12 个内服常用方剂和 44 个外用方剂予以阐明，并对 202 味中药的炮制方法与功效应用进行了说明。

通过将历史、文献、理论研究有机结合，本书对王洪绪的生平、著作、学术思想、临证经验、后世影响，进行了全面而系统的梳理和论述，力求全面、客观、真实、严谨地呈现一代外科学大家的医学人生、学术成就与历史贡献。

本次整理研究所依据的王洪绪著作版本：①清·王洪绪著，夏羽秋校注. 外科证治全生集 [M]. 北京：中国中医药出版社，1996；②清·王洪绪著，胡晓峰整理. 外科证治全生集 [M]. 北京：人民卫生出版社，2006。此外，还参考了明清史书、地方志等相关史料、后世医家评述以及现代相关文献，凡本书引用参考文献均附录于书后。

衷心感谢参考文献的作者及支持本项研究的各位同仁！

北京中医药大学　林燕

2021 年 3 月于北京

目
录

王洪绪

生平概述

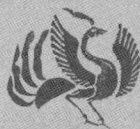

王维德，字洪绪，别号林屋山人，又号定定子；生于清康熙八年（1669），卒于清乾隆十四年（1749）；江苏吴县西山人；中医外科名家，外科三大学派之"全生派"的代表人物；著有《外科证治全生集》等著作。其幼承家学，通晓内外妇儿诸科，尤其擅长外科疮疡诊治。王洪绪在外科学领域的主要建树有倡导阴虚阳实理论，完善外科阴阳辨证体系，提出"阳痈阴疽"学说；重用"消法"，善施"托法"，提出"阳和通腠、温补气血"的阴疽治疗大法；自创阳和汤、小金丹、犀黄丸等名方，填补了外科阴证理法方药的空白；重视中药材炮制，临床用药力专而效强。为统一外科常用药炮制法度也做出了突出贡献。这些极大地推动了中医外科学的发展。

一、时代背景

王洪绪之所以能够成为明清外科"全生派"的创始人和代表人物，与其生活的时代、地域文化及学术发展等背景，有着非常密切的关系。

（一）医学学术背景

1. 学术争鸣，不断创立新说

王洪绪所处的时代为清代中期，此时社会比较安定，学术气氛浓厚。由于医疗实践的长期积淀，加之瘟疫猖獗等现状，促使医家不断认识新的疾病，创造新的诊治理论和方法。秉承金元以来医学争鸣的学术风气，新的医学流派逐渐形成乃至崛起。在医学发展史上，明代医学界曾出现过温补派和反温补派，伤寒与温病，经方与时方，以及命门、相火、三焦等方面的学术争鸣。这些学术争鸣，一方面促进了医学的发展，丰富了医家对疾病的认识；另一方面，由于辨证论治原则的确定，对临床内科、外科、妇科、儿科、眼科和喉科等疾病的诊治，也都起到了促进作用。

这一时期，还有很多医家对《黄帝内经》《难经》《伤寒论》等经典著作进行了阐发和注释。学术的传承与创新，极大地促进并推动了中医外科学的发展与进步。外科学术领域出现了开创新说、学术争鸣的新局面，且有名家和名著涌现。例如，以明·张介宾为主要代表的温补派强调人体阳气的重要性；其理论对王洪绪以"阳和通腠，温补气血"之法治疗阴疽多有启发，对王洪绪的学术思想产生了重大影响。

2. 重视内治，促进外科发展

明清时期，外科医家开始重视整体辨证论治，将内治思想引入外科治疗，对某些疾病的认识不断提高，促进了中医外科的发展。例如，清·冯兆张在《冯氏锦囊秘录》中提出"阴疽论"，指出阴疽与气血密切相关，"阴者青白而陷，疽者附筋骨而生，皆赖血气为主"。在治疗上，辨别痈疽之虚实，强调"宜分气血虚实、热毒深浅为要；切不可一见其肿，便谓热毒实热，辄投下剂"。明·汪机在《外科理例》中提出"治外必本诸内"的论断。如其在序言中说道："外科者，以其痈疽疮疡皆见于外，故以外科名之，然外科必本于内，知乎内以求乎外，其如视诸掌乎。"明·陈实功的《外科正宗》素有"列症最详，论治最精"之美誉。其主张外科病同内治，提倡消、托、补三法，重视外科局部与机体整体的关系，并特别注重在治疗外科疾病的过程中顾护脾胃。上述医家的学术主张和临证经验，对王洪绪影响颇深。其钻研古籍，博览群书，传承家学，勇于创新，结合40余年的临证经验，总结效验方剂并结合家传秘学，著成《外科证治全生集》。此书作为外科"全生派"的开山之作，刊行之后流传甚广，奠定了王洪绪在中医外科学术史上的重要地位。

（二）地域文化特色

1. 江苏医学氛围的熏陶

王洪绪是江苏吴县人。江苏是中医外科的发祥地，外科的发展是江苏中医学术领域的一大特色。中医药历史悠久，人文荟萃，历朝历代皆名医辈出，医学典籍汗牛充栋。外科方面，被誉为外科之鼻祖的华佗，东汉末年生人，虽祖籍在安徽亳县，但自幼就在江苏徐州读书，生活与行医都在江苏。其后，从南北朝丹阳刘涓子的《刘涓子鬼遗方》，到明代南通陈实功的《外科正宗》，展示了江苏外科领域的发展脉络及外科医术特色。同时，从医学的整体发展而言，江苏医学流派纷呈。有颇具浓厚地方特色的医学流派，如吴门医派、孟河医派、山阳医派等；还有以家族师徒经验传承为模式的世医流派，如江南何氏、大港沙氏等。王洪绪家世代行医，自幼在耳濡目染之下习得医学真传，加之对外科学的喜欢与钻研，使其终成外科名医大家。

2. 江南地区多发痈疽疮疡

历史上，一方面，江南以其优越的自然条件，使其早在唐代便已开始逐渐成为国家的政治、经济、文化中心。而繁荣的经济，又使人民生活更加富裕，人们对健康有了更高的要求，名医有了广阔的用武天地。但由于饮食、气候原因，江南地区易发痈疽，"高粱之变，足生大疗"，加上江南气候潮湿，使痈疽成为当地的常见病证，影响民众的健康与生活。在中医外科著作中，记录疮疡病最多，自古以来，疡科多痈、疽并称，而治法方药，实际是痈多疽少。外科治疗上，"独无消疽之方"。有些医家，一见外证，不分痈、疽之阴阳虚实，一概使用清凉解毒之剂，或用刀针及升、降二丹。一旦遇到阴疽，则往往造成外科坏证、变证。因此，外科痈疽的死亡率很高。许多医家在诊治疮疡时穷极所学，致力于降低痈疽的死亡率。

此外，由于当时中医外科的手术技术尚不完善，如消毒、止血、麻醉、止痛等技术还不成熟，在使用刀针手术治疗时，仍然会给患者带来额外的痛苦，甚至造成生命危险。所以，王洪绪受此触动，主张疮疡病以内治消之，反对使用针刀；即使成脓，亦主张口服药物，以期由大化小。后世也有医家认为王洪绪在这方面似有偏颇。

二、生平纪略

王洪绪医名远播，誉重医林，患者遍布江浙一带，《外科证治全生集》中，收录有其治疗 15 种疾病的 25 个典型医案。患者或来自南濠、枫镇、洞庭等苏州和吴县周边地区，或来自无锡、宜兴、常熟、福建等地，其中有不少患者是慕名前来求医就诊的。王洪绪一生未考取功名，一直以洞庭布衣、林屋山人自称。其天资聪颖好学，不仅医术精湛，对于占卜、术数、历史、地理、文化等方面也有所涉及。

（一）开创外科"全生派"

王洪绪为清代著名外科医家，是外科三大学术流派之"全生派"的创始人。其自幼学医，熟悉曾祖王若谷的秘集《经效验方》，通晓内、外、妇、儿各科，尤以外科见长。当时，许多医家痈、疽不分，往往由于治疗不当而导致患者死亡。王洪绪每当听说某地有人枉死于病，常常痛惜不已，自恨生于孤岛僻壤，难以遍治通邑百姓之病，使其远离死亡的厄运。

王洪绪医术精湛，通晓阴阳之学。其秉承《黄帝内经》阴阳辨证的理论，对疮疡之证的诊治有精深的研究。其对家传之秘籍和临床 40 余年的经验加以总结，于乾隆五年（1740）完成《外科证治全生集》的编著。此书是外科"全生派"的开山之作，奠定了王洪绪在中医外科史上的重要地位。王洪绪自言"恐此《集》迟到，医未经目，人未见习，以至多误，是以任坊翻刻，速遍海内"，旨在达到"使医有生人之治，而无枉死之人"的美好愿望。此书刊行后,得以广泛流传,受益者众多。

王洪绪在《外科证治全生集·自序》中说道:"凭经治症,天下皆然;分别阴阳,唯予一家。"王洪绪根据阴阳理论辨治痈疽,尤其是对疽病阴证的诊治思路与经验,在学术思想上具有创新性,也开阔了后世医家对于痈疽的辨证施治思路;丰富了外科阴证治疗的理论和方药,对外科临床具有重要的指导意义;对清代及近代外科学产生了深远的影响,在中医外科学术史上占有重要地位。

(二)旁涉阴阳术数之学

王洪绪不仅仅在中医外科学方面成就卓著,同时还是一位阴阳学家。其幼年家境富裕,祖业丰隆;虽早年丧母,但自幼聪颖好学,加之受家庭熏陶,可谓博学多识;凡医书经典、各科方书无不研读;并旁涉阴阳术数之学,具有较高的文化素养。他对史志地理、阴阳学十分留意,20岁就开始实地考察西山的山水地理、古迹人物、物产风俗等;26岁时其父去世,因家业逐渐衰败,开始以占卜为业;31岁时离开西山岛,外出卖卜,辗转颠沛行走于江浙地区。此间,王洪绪拜浙江新安术数家杨广含为师,得其传授真诀,并获得杨广含所著《占验必录》数册。其自述"余幼研易理,历有年所,后遇新安杨广含先生,因得以志其所学"。康熙四十八年(1709),王洪绪41岁时,在杨广含所授《占验必录》基础上,结合自己的占验经历,增简删杂,编辑撰写了《周易》六爻预测的占卜专书14卷,书成名为《卜筮正宗》,刊刻成册。此书对卜筮学之发展具有重要意义,是六爻预测学的集大成著作,至今仍被研究周易卜筮者所重视,近年有刊印本出版,王洪绪也因此被誉为明清周易大家。

王洪绪对星相、算命、卜筮之书无所不览,对《周易》卦理、术数之学、趋吉避凶之堪舆学深有研究。康熙五十年(1711)夏,王洪绪"将洪范诸家之旨,兼采《三台正宗》等书",结合家传秘本《阳宅》1卷,撰写

《永宁通书》3卷，版刻于凤梧楼。《永宁通书》是地理堪舆学中一部影响极大的名著。该书重点是预测人生中常见的婚、葬、住、行及建造墓穴和住宅等方面事宜，实用性比较强，至今已有多种版本出版。农家历、万年历论吉凶宜忌，多以此为参考。

（三）考察太湖山水民风

王洪绪对家乡的山水人文也有研究。西山为"太湖明珠"，全名洞庭西山，是太湖中的第一大岛。西山岛的林屋山，是中国道教圣地，被称为第九洞天。王洪绪受道教文化影响，崇尚自然，自幼就经常游访西山名胜。成年以后，自称林屋山人，王洪绪常利用诊余和闲暇时间，遍访当地山水名胜，经过20余年辛勤努力和实地考察，于康熙五十二年（1713），他45岁时，在西山岛完成了西山地理志《林屋民风》12卷的编撰。该书对太湖西山地区的山水名胜、风土人情、名贤节烈都有记述，是了解清代太湖西山及太湖历史文化、山水人文的重要文献。《林屋民风》署名"布衣王洪绪"著，并由其子王其龙、王其章校订。书前有姑苏郡守长沙陈鹏年序及叶淳渊序。书中详细记载了洞庭西山的地理、历史、名胜、古迹、人物、物产、风俗，成为后人研究西山以及太湖历史的重要文献。

总之，王洪绪不仅是中医史上卓有成就的外科学家，开创了外科"全生派"，也是明清时期的周易研究大家，同时还对清代太湖西山的山水与民风颇有研究，而且分别有代表性专著传世。王洪绪真可谓博学多才、誉满天下的名医和学问家。

王洪绪

著作简介

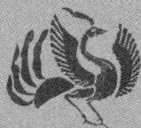

王洪绪总计有 7 部著作。其中,医学著作有 4 部:①乾隆五年(1740)成书的《外科证治全生集》;②乾隆五年(1740)成书的《选方拔萃》;③刊于光绪十一年(1885)的《外科证治全生择要诸方》;④成书年代不详的《咽喉证治》。非医学著作有 3 部:①清康熙四十八年(1709)成书的《卜筮正宗》;②康熙五十年(1711)成书的《永宁通书》;③康熙五十二年(1713)成书的《林屋民风》。兹就王洪绪的医学著作和非医学著作,简要介绍如下:

一、医学著作

(一)《外科证治全生集》

1. 内容特点

《外科证治全生集》是王洪绪的代表著作,也是外科"全生派"学术特色的集中体现之作。王洪绪"历症四十余年……百治百验……尽登是集",故将"全生"二字写入书名之中。本书最大的特点,是把外科的复杂疾患,区分为阴阳两类,如痈为阳证,疽为阴证等,书中尤其重视阴证的鉴别和治疗,反对用寒凉清火之法治疗阴证。例如,《外科证治全生集·痈疽总论》云:"世人但知一概清火以解毒,殊不知毒既是寒,解寒而毒自化,清火而毒愈凝。然毒之化必由脓,脓之来必由气血,气血之化必由温也,岂可凉乎?"从而开创了后世以温补法治阴疽的法门。本书简明易懂,许多寻常百姓也可读懂一二。例如,《外科证治全生集·黄序》云:"是编乃林屋山人出其家传枕中秘,不为自私自利之谋,而亟亟焉以济人为急务。呕出心肝，尽情昭揭。以阴阳辨痈疽之别，以赤白明阴阳之著，实能补古方书所未逮。其词简，其法易，虽不明医者，亦开卷了然于心目也。"

全书分为论证、治法、医方、杂证、制药和医案六个部分。论证，总论痈疽辨证要点及各部位病名；治法，先论外科疾病 23 种治法，次按人身上、中、下三部论述常见外科病的治疗用方；医方，列外科医方 75 首；杂证，论述内、妇、儿等杂证医方 48 首；制药，记载 203 种外科常用药物的功效和炮制加工方法；医案，收录王洪绪治疗 15 种疾病的 25 个临床医案，对疡科辨证与治疗有独到见解。书中提出，外科阴疽开腠理、散寒凝、温补气血的治疗大法，所载阳和汤、犀黄丸、醒消丸、小金丹、子龙丸等经验方，对治疗外科阴疽有较好的功效，迄今仍为临床所喜用。

总之，《外科证治全生集》以阴阳为纲，将外科复杂的疾患区分为阴、阳两大类，对阴疽研究颇深，并创立了温阳通腠的治疗法则，独创的阳和汤沿用至今。此书是一部理论与临床价值极高的著作，在中医外科学术史上占有重要的地位。

2. 传本系统

《外科证治全生集》刊刻之后，在临床上被很多医家"奉如圭臬"，加之王洪绪在书中呼吁"更愿处处翻刻，速遍海内"，故此书版本众多，仅至清末就有近 40 种刻本，除一卷本外，还形成二卷本、四卷本。其中，有补入图像者，有重新编排者，有改书名为《外科验方》《改良外科证治》者。此书是流传最广的外科著作之一，也是中医外科学的代表作。现在流行的版本有六卷本系统、四卷本系统和不分卷本系统。

（1）六卷本系统

六卷本系统，分为两种：一种是初刻本，即乾隆五年（1740）刻本，全书分前集 3 卷、后集 3 卷，共 6 卷，上、下两册，由自序、宋序、凡例、正文组成，王其龙等参订。另一种是马培之评六卷本，以光绪九年（1883）

吴门蒋氏宗祠刻本为代表。马培之以乾隆五年（1740）刻本为底本，加撰评语，前、后集各3卷，与祖本顺序一致，马培之根据自己丰富的临床经验，对书中诊治方法做了客观、确切的评价，并补充疏漏，更正错谬，而成《马评外科证治全生集》。

（2）四卷本系统

四卷本系统，主要有潘氏刻本和马评陶批本。潘氏刻本指潘霨和其弟潘器之所刻之本。潘氏兄弟二人，都曾先后刊行《外科证治全生集》。潘氏刻本，将原六卷本的乾隆五年（1740）刻本重新编次，分为4卷，冠名《外科证治全生集》。该系统单行本可见同治八年（1869）长洲蒋氏刻本、同治十三年（1874）上洋文正堂藏板《增补外科证治全生集》等。合刊本有光绪九年（1883）潘霨的《铧园医学六种》，被收录于第11册。

马评陶批本，沿袭了潘氏刻本的排序方式，卷一由阴证门、阳证门、有阴有阳门、咽喉口舌门和杂症门组成；卷二为临证治法；卷三为制药；卷四为方药，分为煎剂类、丸散类、敷药类、吹药类、膏药类；书末附马培之试验秘方。此书经马培之加撰评语，陶阶臣附加批语，整理而成。该系统版本的单行本有1914年铸记书局石印绘图本，合刊本见于1936年《中国医学大成》。现代版本中该系统较为多见，如1961年上海科学技术出版社版本、1996年中国中医药出版社版本等。

（3）不分卷本系统

不分卷本系统，以道光二十五年（1845）刊行的瓶花书屋校刻本为代表的分部治法本。瓶花书屋刻本，首开"不分卷"及"分部治法"之先河。第一部分"论证"，总述痈疽的诊治要点。第二部分"治法"，按人体上、中、下三部，分论述外科各种病证的治疗。第三部分"医方"，共载外科效方75首。第四部分"杂症"，收载内、妇、儿科杂病验方48首。第五部分"制药"，共载203种药物的性能和炮制方法。第六部分"医案"，收载临床医案 28 则，介绍了 15 种外科疾病。该系统版本繁多，其中以单行本居多，如同治十三年（1874）太原孝宏堂刻本、光绪十一年（1885）汉口森宝斋刻本、同治十三年（1874）善成堂本等。亦可见收录本，如《续修四库全书》。现代版本中 1989 年和 2006 年人民卫生出版社出版的《外科证治全生集》，皆为此种分类方法，以上、中、下三部论述外科病证。

（二）《选方拔萃》

《选方拔萃》不分卷，约成书于乾隆五年（1740），仅存光绪十八年（1892）竹攸山人刻本。此书有方有论，所载方药精当，多为传世名方。全书分为外科、产科、儿科、杂症及附录五个部分。外科，开篇明义，题王洪绪先生痈疽总论，后有疽论、痈疖论、外科部位论、疔疮论等；载有医方 20 余首，如阳和汤、醒消丸、犀黄丸、小金丹、紫金锭、冷哮丸等；产科，记载临产六字真言、产妇生产时在产程中的注意事项和不同应对措施，助产者（稳婆）手法配合，以及 7 首妇科方剂；儿科，包括小儿望诊、小儿外治九法（疏表、清里、解烦、开闭、引痰、通脉、暖痰、纳气、定痛），以及小儿指纹望诊及杂病方剂等；杂症，有"又张兰渚忠中丞原刊治法选抄"，后附录资生丹治法，实为用法。

《选方拔萃》与《外科证治全生集》相比较，在痈疽部分，内容大意基本相似，文字稍有出入，收录外科治法方药 28 种。其中，地丁饮、救唇汤、菊花饮、葱矾散、回疔散等在《外科证治全生集》中未记载。杂病部分，与《外科证治全生集》内容多有不同，只有 4 个方剂名称相近，药物主治相同，内容个别文字不同。本书中的妇科和儿科内容，未曾载于《外科证治全生集》。

版本概况：根据《中国中医古籍总目》记载，此书为王洪绪所撰，全国仅存两部。上海中医药大学图书馆藏本，为竹攸山人所编。书末有竹攸山人跋云："余家有《全生集》，淮郡有《达生篇》。此二书皆极验，恐失所传，屡年集月用，将各论及家制要方并耳闻目睹灵验各方，分门别类，统列此书，题其名曰选方拔萃。"书中篇名之前，加"王洪绪先生论……"痈疽部分的内容与《外科证治全生集》相同。

（三）《外科证治全生择要诸方》

《外科证治全生择要诸方》不分卷，王洪绪原著，潘霨选编，被收入《灵芝益寿草》，刊于光绪十一年（1885），为仅存版本，此书流传很少。全书分为痈疽论、痈毒治法、阴疽诸方三部分，仅2500多字。阴疽诸方是全书之重点，共记载23首方的主治、药物、剂量和服法等。其中，阳和汤、阳和解凝膏、犀黄膏、小金丹、子龙丸、拔毒膏、铁熨法、洞天救苦丹、醒消丸、三黄丸、五通丸、五宝丸、代刀散在《外科证治全生集》中有记载；而玉红膏、金素丹、金花散、洞天膏、洞天嫩膏、回阳玉龙膏、真君妙贴散、仙方活命饮、降痈活命饮、黄芪汤10个方剂，未见载于《外科证治全生集》。此外，有些方剂的药物组成，与《外科证治全生集》有不同，如阳和汤与《外科证治全生集》所载阳和汤比较，减去了白芥子，增加了土贝母。

此书正文中，有潘霨的评论。如《痈疽论》开篇就有"王洪绪曰"，结尾处评曰："王洪绪先生，别号林屋山人，所著《外科全生》一书，乃世传秘本，剖析阴阳虚实之理，至精至备，不施升降不用刀针，经历四十余年用药从无一误。"由此可见，此书内容已经过潘霨编辑。

（四）《咽喉证治》

王洪绪所著《咽喉证治》刻本，于2011年4月在上海中医药大学图书馆被发现。全书4卷，合订为1册，页码接排，刻本每面9行25字。卷一是张介宾的《喉证汇参》，卷二是王洪绪的《咽喉证治》。因此，《中国中医古籍总目》中所记上海中医药大学图书馆所藏为清抄本有误，实际上海中医药大学图书馆所藏为刻本。

二、非医学著作

（一）《卜筮正宗》

王洪绪在 41 岁时，在杨广含所授《占验必录》基础上，结合自己的占验经历，增益删杂，编辑撰写了《周易》六爻预测的占卜专书 14 卷，书名为《卜筮正宗》。此书是一部在卜筮学发展史上具有重要影响的占卜书籍，可谓六爻预测学之集大成者。书中系统地总结并完善了六爻占卜法，驳斥了泥于神煞、古法、定例的谬误，强调六爻占卜术应以"阴阳、动静、生克制化之理而圆神活变"，从而将六爻占卜法过去的种种迷误一一澄清，使其理论更加精深，更加完备，起到了正本清源、继往开来的作用。再加上王洪绪将阐述和实例结合，点睛式的解说，尤显珍贵，从存世的同类著作中脱颖而出，至今仍被研究周易卜筮者所重视，近年有刊印本出版。王洪绪也因此被誉为明清周易研究大家。

（二）《永宁通书》

《永宁通书》，是地理堪舆学中一部影响较大的著作，分上、下两部，上部为《天集》3 卷，主要论述地理堪舆学中的一些基础知识，如四时二十四节气、五运六气、阴阳八卦、二十四山、天干地支的生克制化、二十八宿次序禽名、三元九运流年紫白星、游年八宅定局等；下部为《地集》3 卷，论述人在生命中必须经历的婚、丧、嫁、娶、住、行及建造住宅和墓穴的一些讲究和注意事项。在《地集》3 卷中，封建迷信的内容较多，但从民间风俗习惯和人们趋吉避凶心理角度来看也无可厚非。此书在民间影响甚大，后世及现在一些农家历书中的宜忌多出自此书。

（三）《林屋民风》

西山岛的林屋山，是中国道教圣地，被称为第九洞天。王洪绪受道教文化影响，崇尚自然，自幼就经常游访西山名胜，成年以后，自称林屋山人，常利用诊余和闲暇时间，遍访当地山水名胜。经过 20 余年辛勤努力和实地考察，于康熙五十二年（1713），在西山岛完成了西山地理志《林屋民风》12 卷的编辑。《林屋民风》详细记载了洞庭西山的地理、历史、名胜、古迹、人物、物产、风俗，成为后人研究西山以及太湖历史的重要文献。《四库全书总目提要》对此书有记载："国朝王洪绪撰，维德字洪绪，吴县人。是书成于康熙癸巳。因蔡昪《太湖志》、王鏊《震泽编》、翁澍《具区志》而广之。王洪绪以太湖诸山，洞庭最大，故举以名其集，而诸山则附载焉。其所采录，赋咏居多，考证殊鲜。"

王洪绪

学术思想

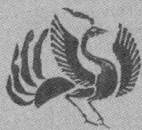

在明清时期，形成了中医外科史上影响巨大的三大学术流派：以明·陈实功《外科正宗》为代表作的"正宗派"，以清·王洪绪《外科证治全生集》为代表作的"全生派"，以清·高秉钧《疡科心得集》为代表作的"心得派"。王洪绪创立了以阴阳为主的外科辨证论治法则，将复杂的外科疾患分为阴、阳两大类，对阴疽的诊治独具匠心，创立开腠散寒、温通气血之大法，创制阳和汤、小金丹等名方，弥补了外科阴证治疗理论和方法的不足。王洪绪主张凡疽"以消为贵，以托为畏"，反对滥用针刀，禁用蚀药，在治疗过程中注意顾护脾胃。王洪绪的学术思想，对清代以及近代外科学产生了深远的影响，在中医外科学术史上占有重要地位。

一、学术渊源

（一）世医之家熏陶

清·徐灵胎曾在《外科正宗·徐叙》中说："从来外科必须传授，成名家者另有奇方秘法，或各有专长之症，每试必效，非若内科多读古书，可以对症用药。"王洪绪的家乡经济繁荣，社会安定，加之生活在世代行医的家庭，使其能在宽松的环境里，潜心钻研医道，学习医术。王洪绪熟读《黄帝内经》等经典医籍，研习中医外科各家著作，在世代行医的家庭中耳濡目染，结合在外科临床上长期实践，逐步摸索并总结诊疗经验及效验方，进而思考病因病机，上升为他的独特观点。如其自幼便听闻痈疽之病，有不可治之证，名曰阴发。当时，许多医家痈、疽不分，而将两种疾患一并论治，一概使用寒凉之剂，致使患者多有枉死。王洪绪认真研习曾祖父王若谷的《经效验方》，再结合自己的实践与思考，提出诊治阴疽的独特理论；将自己独创的方剂应用于临床，使很多患者得以痊愈，为其日后著成《外科证治全生集》奠定了基础。

（二）秉承《黄帝内经》理论

《黄帝内经》中，已有对痈疽的记载，如"诸痛痒疮，皆属于心""高粱之变，足生大疔""营气不从，逆于肉里，乃生痈肿"等。《黄帝内经》奠定了中医诊治痈疽的理论基础。如《灵枢·痈疽》中，对痈疽有理论上的定义，如"岐伯曰：营气稽留于经脉之中，则血泣而不行；不行则卫气从之而不通，壅遏而不得行，故热。大热不止，热胜则肉腐，肉腐则为脓，然不能陷于骨髓；骨髓不为烘枯，五脏不为伤，故命曰痈。黄帝曰：何谓疽？岐伯曰：热气淳盛，下陷肌肤，筋髓枯，内连五脏，血气竭，当其痈下，筋骨良肉皆无余，故命曰疽。疽者，上之皮夭以坚，状如牛领之皮。痈者，其皮上薄以泽。此其候也。"王洪绪在《外科证治全生集·痈疽总论》中说道："症之根盘逾径寸而红肿者谓痈，痈发六腑……白陷者谓疽，疽发五脏，故疽根深，而痈毒浅。"

《黄帝内经》认为，痈疽的病因总由气血而成。如营气稽留，血液不行，卫气壅遏，而成痈疽。痈疽与心关系密切，因心主血脉，心气推动血液在脉中运行，故《素问·至真要大论》有"诸痛痒疮，皆属于心"之论断。王洪绪关于"痈疽二毒，由于心生"的观点，可以说仍根源于《黄帝内经》。

（三）汲取诸家学说

1. 与《诸病源候论》痈疽论一脉相承

隋·巢元方等编著的《诸病源候论》中，论述了痈疽的证候及病因病机。书中将外科疾患按病变部位的深浅，归为痈与疽两大类，分别论述其病因病机和病位。《诸病源候论·痈疽病诸候上》云："痈者，由六腑不和所生也。六腑主表，气行经络而浮。若喜怒不测，饮食不节，阴阳不调，则六腑不和……气者，阳也。阳气蕴积，则生于热。寒热不散，故聚积成痈。"又曰："疽者，五脏不调所生也。五脏主里，气行经络而沉。若喜怒不测，饮食不节，阴阳不和，则五脏不调。寒热不散，故积累成疽。"

《诸病源候论》对痈与疽的分类及病因病机概括，具有重要的理论价值和临床指导意义。王洪绪则进一步阐明痈疽的阴阳属性，在《外科证治全生集》中，指出"痈"为阳证、"疽"为阴证。王洪绪还指出："痈、疽二毒，由于心生。盖心主血而行气，气血凝而发毒。"（《外科证治全生集·痈疽总论》）又曰："诸疽白陷者，乃气血虚寒凝滞所致。"指出其发病部位为"毒发五脏"，与《诸病源候论》对疽的认识是一致的。王洪绪对痈与疽的明确分类，为后世治疗痈疽，理清了思路，指明了方向。

2. 受《冯氏锦囊秘录》"阴毒论"启发

清·冯兆张在《冯氏锦囊秘录·痈疽诸毒大小总论合参》中，对阴疽的症状有如下论述："故诸痈疽平塌，不易高耸者，乃阳气虚弱，不能逐毒以出阴分，即为阴毒也。根红散漫者，亦气虚不能拘血紧附也。红活光润者，气血拘毒出外也。外红里黑者，毒滞于内也。紫黯不明者，气血不充，不能化毒成脓也。脓色浓厚者，气血旺也；脓色清淡者，气血衰也。"冯兆张的"阴毒论"给王洪绪以启发，并体现在其此后有关阴疽的论述中。他在书中说道："诸书唯《冯氏锦囊》内附阴疽论，与余家遗秘相符。"

在治疗法则上，冯兆张认为，"气虚不能逐毒者，温补兼托；阳和一转，阴分凝泣之滞自能冰解。血虚不能化毒者，尤宜滋补排脓"。而王洪绪认为，"诸疽白陷者，乃气血虚寒凝滞所致；其初起毒陷阴分，非阳和通腠，何能解其寒凝？已溃而阴血干枯，非滋阴温畅，何能厚其脓浆"。二者均认识到要温补兼顾，以至阳和，并同样做出了解释："托里不兼滋补气血，虚者何以成脓……滋补不兼托里，仅可调和气血，何能直达溃所……滋补不兼温暖，则血凝气滞，孰作酿脓之具！"不同的是，王洪绪认为，"开腠而不兼温补，气血虚寒，何以成脓"。

冯兆张用"温补兼托"治疗，王洪绪用温补阳和开腠。但纵观王洪绪治疗阴疽的方药，如阳和汤、小金丹中多寓以托法。可以说，王洪绪与冯兆张对阴疽的认识基本相同，但王洪绪在诊治上有了进一步的发挥，即将疡科疾病分为痈阳、疽阴进行辨证治疗，并在方药上有所创新且自成体系。

3. 汲取《外科正宗》顾护脾胃的思想

明·陈实功在《外科正宗·卷一·痈疽治法总论》中指出："盖疮全赖脾土，调理必要端详。"又曰："得土者昌，失土者亡。""命赖以活，病赖以安，况外科尤关紧要。"陈实功顾护脾胃的思想，受到王洪绪的重视和采纳，在临床治疗中多有体现，如《外科证治全生集·痈疽总论》云："盖脾胃有关生死……脾健则肌肉自生。"此外，陈实功将疮疡分为阴、阳两类，将消、托、补作为三大常规治则，主张药勿纯用寒凉。王洪绪同样从阴阳论治痈疽，认为对于疮疡之阴证，"若夫犀角、连翘、羚羊等性寒之药，始终咸当禁服"，指出"诸疽白陷者，乃气血虚寒凝滞所致。其初起毒陷阴分，非阳和通腠，何能解其寒凝？已溃而阴血干枯，非滋阴温畅，何能厚其脓浆"。上述观点，均有陈实功外科证治思想的烙印，也可以说是对陈实功上述学术思想的继承。在痈疽内治方面，王洪绪与陈实功在学术思想上也有很多相似之处。

4. 受薛己温补学术思想影响

温补学派在明代开始崛起，以薛己为开山人物。其思想基础是重阳轻阴。温补学派认为，人体之阴阳水火，相辅相成，生生不息；阴血的生长有赖于阳气的温煦，阳气的化生又有赖于阴血的供给，缺一不可；在阴阳互为生化之中，又以阳气最为重要；阳气为人身至宝，阳生则长，阳气旺则壮，阳气衰则病则老，败则夭则亡。温补学派不仅在理论上有明确的主张，在治病原则上，也提出了系统的观点，即重补轻攻的思想，故温补学派在处方用药上，喜温热而恶寒凉也就顺理成章了。王洪绪便是受到温补学派的极大影响，并结合自己的临床实践，提出了对于阴疽当运用"阳和通腠，滋阴温畅"的治疗法则。将温补与通腠并行使用，必定效果卓著。

总而言之，王洪绪的从医之路及外科学术思想，源于其医学世家的熏陶和学术积淀；同时，秉承了《黄帝内经》的基本理论和痈疽之论，多方面汲取了前贤各家的学说和经验；关键是其自身在长期的临床实践中不断探索，善于总结，形成了自身的学术特色。

二、学术特色

（一）以阴阳为纲辨治痈疽

在王洪绪之前，许多医家一直痈与疽并称，在辨治痈疽时只是就具体病证加以论治，并未对二者加以明确的区分。甚至有些医家，一见外证，不分痈疽之阴阳虚实，一概使用清凉解毒之剂，或用刀针及升、降二丹，一旦遇到阴证，往往造成外科坏证、变证。因此，古代外科临床上痈疽的死亡率很高。有鉴于此，王洪绪根据家传秘籍和40余年的临床经验，将外科疾病分为阳证门、阴证门、有阴有阳门，以阴阳辨痈疽之别，以赤白明阴阳之著。

《外科证治全生集·痈疽总论》云："症之根盘逾径寸而红肿者谓痈，痈发六腑。"又曰："白陷者谓疽，疽发五脏。"病发于六腑者，较发于五脏者，病多轻浅，病程较短，预后较好，多为火毒郁滞于局部，其性为阳；而病发于五脏者，病多深重，病程较长，预后不良，主要由于寒痰凝聚，阴毒深伏于内，病邪不易祛除，病性多属阴。此种辨证方法为王洪绪首创。他在凡例中指出，痈与疽之治，截然两途，不能一概而论，要辨别阴阳。

他还在该书自序中说道："凭经治症，天下皆然；分别阴阳，唯予一家。"

（二）创立阴疽辨治理论

王洪绪外科阴阳辨治法则的精华，在于其独特的阴疽鉴别及治疗理论。其对阴疽的病因、病机、病证、治疗等都有论述。首先，阐明阴疽的病因是"痈疽二毒，由于心生。盖心主血而行气，气血凝而发毒"。王洪绪指出，"诸疽白陷者，乃气血虚寒凝滞所致"，且言发病部位为"毒发五脏"。具体而言，阴疽包括很多病证。王洪绪曰："阴毒之证，皮色皆同，然有肿有不肿者，有痛有不痛者，有坚硬难移者，有柔软如绵者，不可不为之辨。夫肿而不坚，痛而难忍者，流注也。肿而坚硬微痛者，贴骨、鹤膝、横痃、骨槽等类是也。"（《外科证治全生集·阴疽论》）可见王洪绪临证时往往从发病的部位、是否疼痛，以及患处的软硬等，先行辨证施治。

王洪绪的阴疽病机理论，可总结为：五脏功能失调，生化乏源，阳虚血少，寒痰凝于腠理之间，以致卫阳不畅，营血寒凝，经络涩滞，结聚成形而发病。上述理论继承、发展、完善了前人相关学说，并结合外科特点而独树一帜，使中医外科阴证病机理论自成体系而被历代疡医所推崇，从而填补了外科阴证病机理论的空白，为临床辨治奠定了坚实的理论基础。

治疗上，王洪绪确立"阳和通腠、温补气血"之阴证治疗大法，创"阳和汤"等阴疽名方。诸方不仅填补了前人治疗阴疽（证）无特效方的空白，且使"全生派"在阴疽的病因、病机、治法、组方等方面自成体系，奠定了其在外科领域的重要地位。

（三）"以消为贵，以托为畏"

1. 以消为贵，消法多样

《素问·至真要大论》云："坚者消之。"《医学心悟·卷一》："消者，去其壅也。"亦即，凡能去诸邪之壅者，皆可谓之"消"。自元·齐德之提倡"消、托、补"外科三法以来，历代医家多宗其法则。王洪绪则倡导"以消为贵,以托为畏"。对此,后世有医家认为其"重消轻托,执法有偏"。

王洪绪认为,治疗阴疽"初起用托不可,反促阴疽之凝;已溃用托,则溃者易敛,但易重复再生;而唯其用内消之法,最为稳当"(《外科证治全生集·凡例》),强调消法在治疗阴疽时有着重要的作用。纵观《外科证治全生集》全书,王洪绪治疗阴疽的阳和汤,治流注的二陈汤加阳和丸,治瘰疬的子龙丸,治早期冻疮的阳和解凝膏,治乳岩的犀黄丸等,无不体现出灵活运用消法治疗外科疾病的精妙特色。其具体应用如下:

(1)辛散开腠消散法

《外科证治全生集·自序》云:"夫红痈乃阳实之证,气血热而毒滞;白疽乃阴虚之证,气血寒而毒凝。二者以开腠理为要,腠理一开,红痈毒平痛止,白疽寒化血行。"此法多用于阴疽初起,尚未成形或表证显著者。王洪绪所用辛散开腠之品,多为辛温类,而麻黄最为常用。阳和汤、阳和丸等方中,均用麻黄辛温达表,开腠理凝滞闭塞。

此外,治疗瘰疬溃后之证,用荆芥根煎汤洗患处,也有开腠发汗的作用;治疗鹤膝风时,用白芷内服、外涂,均为辛散开腠之法。

(2)温化寒凝消散法

王洪绪重视温散,如《外科证治全生集·痈疽总论》云:"既患寒疽,酷暑仍宜温暖。"言治寒证,外受阴寒之邪,或阳气内虚,而有寒痰之凝,不论季节,均应温散。温热之品,散血中之寒,则气血调和,寒痰消散。此法多用于阴疽未溃之前。

阳和汤、阳和丸、小金丹等,均为温化寒凝之代表方剂。其中,阳和汤为王洪绪温化寒凝之首推方。《外科证治全生集·痈疽总论》云:"诸疽白陷者,乃气血虚寒凝滞所致,其初起毒陷阴分,非阳和通腠,何能解其寒凝。"方中熟地黄温补肝肾,滋阴养血,鹿角胶补肾填精,与熟地黄配伍,取"阳生阴长""阴中求阳"之意;麻黄开腠理解寒凝,白芥子祛凝聚之痰，肉桂、姜炭温经散寒，甘草清热解毒，调和诸药。此方配伍精当，后世医家每多习用。

（3）祛瘀化结消散法

阴疽病证，多有明显的局部病灶。痈、疽二毒，乃因气血而发毒，气血瘀阻于局部，则发结块肿胀，甚发溃烂之变。治宜活血祛瘀、消散结块之法。

王洪绪用以祛瘀消结的重要方剂是犀黄丸，方由犀黄（牛黄）、麝香、乳香、没药等组成。方中麝香味辛性芳香，开通走窜，可以行血中之瘀滞；又伍以大量乳香、没药，理气活血化瘀，消肿定痛。王洪绪在应用阳和汤等方时，每配此丸，共奏辛散温通、祛瘀消结之效。

又如，小金丹方中白胶香、五灵脂、乳香、没药均能活血祛瘀，全方重于祛瘀化结消散，药力峻猛，唯体实者相宜。

（4）逐水蠲痰消散法

毒邪郁于肌腠、筋脉，不仅可致气血瘀阻，还可产生寒痰凝滞；痰瘀相因，痰瘀互结的情况，也不少见。因此，逐水蠲痰也是消除毒邪的重要方法。例如，二陈汤以橘红、半夏、茯苓、生甘草四味药组成；加白芥子后，理气燥湿，加强了化痰之力，用于流注初起；子龙丸由甘遂、大戟、白芥子组成，使水湿、痰浊由二便排泄，治瘰病初起，并治横痃、贴骨疽。

王洪绪强调"以消为贵"，是强调早期治疗思想的具体体现。采用消法，使阴疽消散于初起之际，实乃上乘之法。实际上，王洪绪对消法的运用，已超出阴疽初起的治疗范围。阴疽溃后，其患根硬块未必尽消，邪毒羁留，气血痰湿瘀阻使然。其治仍宜蠲毒化瘀消结。此即王洪绪所谓"以大变小之法"。例如，治疗贴骨疽肿块消后，仍继续服用子龙丸，以杜绝其患根。这一基于阴疽病证，拓宽消法治疗范围的指导思想，以及其所列出的有效方剂，是王洪绪对中医外科学的巨大贡献。

2. 以托为畏，但消中有托、补中见托

"内托法"是中医外科消、托、补三大治疗法则之一，在外科内治法中占重要地位。例如，《外科精要》云："凡为疡医，不可一日无托里之法。"又曰："脓未成使脓早成，脓已成使新肉早生；气血虚者托里补之，阴阳不和者托里调之。"可见托法一直为历代外科医家所重视。

但是，王洪绪一反众多医家的观点，独谓"余家之法，以消为贵，以托为畏。即流注、瘰疬、恶核，倘有溃者，仍不敢托。托则溃者虽敛，增出者又如何耶"。从王洪绪治疗阴疽的具体治法来看，其实他是将托法运用到消法、补法之中，做到消中有托、补中有托。

明·王肯堂在《证治准绳·疡医》中指出："内托之药，补药为主，活血祛邪之药佐之；或以芳香药行其郁滞，或加温热之药御其风寒。"可知，内托之药，实际上包括补益药以及活血和营药、清热解毒药、化痰散结药、芳（辛）香透达（解表）药、温阳药、养阴药、利湿药等。常用补益药，如黄芪、人参、当归、熟地黄等；活血和营药，如皂角刺、山甲、乳香、没药等；化痰散结药，如半夏、白芥子、贝母、瓜蒌等；芳（辛）香透达（解表）药，如白芷、藿香、木香、陈皮、麻黄、柴胡、桂枝、羌活等；温阳药，如附子、鹿角胶、肉桂、炮姜等；利湿药，如茯苓、猪苓、泽泻等。各类药物配伍得当，方可相辅相成，各尽其妙。

王洪绪在临床上，也将托法用于阴疽毒邪已去或溃破以后。如治疗阴疽末期，毒邪已去之时，给予加味保元汤。此方以生黄芪补气，托毒外出；生甘草益气补中，而兼解毒；人参补气，兼添黄芪托毒之力；肉桂可暖脾胃而入营以温经散寒，做到补虚而兼托里，避免邪毒内陷，余毒为患。《外科证治全生集·大痈溃后议》云："凡大痈溃后，世人每投炙芪、炙草，或用半炙半生。殊知托里散内用人参者，并非以参补虚……如须芪、草，亦皆用生，不用炙也。唯体虚年老者，投参、芪、草皆炙也。如体旺家贫者，

无参亦易收功。"可见对于托法，王洪绪并非无原则地反对，而是站在了更高的角度对其知而善用。

3. 补中寓以消、托

外科内治的三个总则，即"消、托、补"中，王洪绪对补法提得最少，后世医家也大都忽略了对其运用补法的研究。纵观王洪绪治疗阴疽的全过程，事实上其对补法做到了灵活而慎重地运用。

王洪绪治疗阴疽，"总以温补、开腠、消解为治"；在治疗过程中，多运用温补的方法。如阳和汤中，熟地黄、鹿角胶、肉桂温补兼施，加上麻黄、白芥子散邪祛痰，做到消补并施。阴疽末期，运用加味保元汤，全方补而兼托，补中带温。可见其运用补法时，多与他法相结合，做到滋补而兼开腠，滋补而兼温暖，避免了"滋补而不兼开腠，仅可补其虚弱，滋补而不兼温暖，则血凝气滞"（《外科证治全生集·痈疽总论》）。王洪绪治疗阴疽时，不仅仅单用一种方法。其以消为贵，但消中兼托，或兼温补；末期纯补脾胃，但补中兼托。

4. 用药贵精，尤重"炮制"

王洪绪对本草学的高深造诣，不仅反映在对托法用药方面，更突出的是其对中药炮制的独具匠心，此乃其方药疗效不凡的重要原因，也是其攻克疑难顽症的坚实基础。

在《外科证治全生集·制药》中，王洪绪论述了 203 种中药炮制法及其法度和功效，有极高的价值和实用性。如其所言，"用药如用兵，兵有勇猛，药有强烈。烈药经制则纯，勇兵经练则精。兵精破贼不难，烈药治病易愈。苟炮制不妥，尤勇兵之武艺未备也……然药之性，古今之意未远，炮制之法，却有不同……予留心四十余年，深得其法，用之功灵效速。始悉烈药之力如勇兵，制药之方如演武也"。此番论述生动而形象地说明了中药炮制的重要性，既丰富发展了本草理论，又为统一外科常用药炮制法度做出了贡献。细参其所论诸药，可知其"烈药"非指药性峻猛之毒烈之品，而是指经炮制得法使药性力专效强，即所谓"功灵效速"。故王洪绪之方虽药味不多，但功效非凡。

（四）暖脾与益脾贯穿始终

历代不少医家在治疗痈疽时，均注意到调养脾胃的重要性。如南宋·陈自明曰："若患肿无头，肉色不变，当助胃壮气，令其内消。"（《外科精要·痈疽备论第二》）明·陈实功亦云："外科尤以调理脾胃为要。"（《外科正宗·总论》）王洪绪同样注意到，顾护脾胃在治疗阴疽中的重要意义。如其所言，"盖脾胃有关生死，故首贵止痛，次宜健脾……脾健则肌肉自生"（《外科证治全生集·痈疽总论》）。

1. 治阴疽方中含有调脾药

王洪绪治疗阴疽病证时，初起服用阳和汤、二陈汤加阳和丸、小金丹、子龙丸、犀黄丸、角刺粥；溃后内服洞天救苦丹等；末期邪去之后，多服用大枣丸、加味保元汤等，共10余首方。

阳和汤中，有姜炭、肉桂、生甘草；二陈汤加阳和丸中，又有橘红、茯苓、生甘草、黄米饭；小金丹中，有糯米粉，能暖脾胃；子龙丸，用淡姜汤送服；犀黄丸中，有黄米饭；角刺粥中，有糯米。上述药物均可健脾，可见王洪绪时时重视中焦。

2. 阴疽末期，纯补脾胃，不可泛敷生肌之药

在阴疽末期毒邪已去时，王洪绪多予以健脾之药以生气血，并多配伍外敷生肌之药，达到解凝敛口并治毒根的效果。清·许克昌、毕法在《外科证治全书·卷一·论敛篇》指出："肌肉者，脾胃所主。收敛者，血气所关……毒尽宜敛，敛之法，但当大壮血气，纯补脾胃，不可泛敷生肌之药。盖毒盛自溃，毒尽自敛，如水到渠成，不容矫强，以图速效。若余毒未尽，妄敷生肌药，阻盖毒气，反致延边腐臭，为害非浅。"此段论述，可以解释

王洪绪对阴疽末期的治疗思路。对毒邪已去之证，王洪绪针对阴疽后期气血亏虚，多用保元汤与四物汤同时服用，以纯补脾胃，大益气血，兼用暖脾之药祛除毒根，杜绝再犯，充分体现了王洪绪治疗阴疽的深厚造诣。

总之，王洪绪在治疗阴疽的整个过程中，均兼顾到调养脾胃；所用药物在其主治作用外，多兼有调养脾胃之功；且暖脾之药、益气之品，自始至终都应适量使用。这也揭示了阴疽的形成，与气血不足、机体阳气亏虚有关。

（五）重视临床经验的总结

王洪绪十分重视总结外科临证经验，虽然寥寥数语，却把外科临证处方用药的独到经验点明，易于开启读者的诊治思路。

《外科证治全生集·大痈溃后议》云："凡大痈溃后，世人每投炙芪、炙草，或用半炙半生；殊不知托里散内用人参者，并非以参补虚；不过以参助，添其托毒之力，却无补毒之害，而炙只补气，不能托毒；炙草只补中，不能解毒。倘毒气未尽，误投炙芪、炙草，或用保元、十全等汤，致毒反得补助，毒攻内腑……凡遇初溃大痛，宜止其痛，痛息则毒散，其肿亦退，色转红活……体虚年老者，投参、芪、草则皆炙也。如体旺家贫者，无参亦易收功。"此强调参、芪、草等炙用只补气，不能托毒，故主张生用。

《外科证治全生集》论"制药"时，王洪绪以自己组方用药的经验，对200余味外科常用中药的性味、颜色、归经、炮制、功效、主治、禁忌等，都有简要阐释，可谓言简意赅，重点突出。例如，黄芪"去心，蜜水润炙。如入补肾药，以盐水润炙，切片。炙为补气药，生有托毒功"，人参"补气，独入肺经。肺生诸气，盖肺旺则四脏皆旺，精自生而形自盛。补中益气，一切虚证"，麝香"定神疗惊，解果毒，消痈疽，开经络窍，坠胎"，等。

王洪绪主张，学医要加强临床实践，认为"千学不如一见，是以从师习医，必经师率视证，以冀见广识多，遇证始无疑惑"《外科证治全生集·卷二》。其不仅重视成功经验的累积，还注意从失败的医案中总结教训。如《外科证治全生集》中记载了25个病案，都是其亲自经手诊治。对其中4个阴疽死亡病案，也都实事求是地详细叙述，加以总结。4个不治病例，都是由于庸医误治，或病者不遵医嘱而致。其一，"因服凉剂过多，饮食不进"；其二，"不能忌口，贪食凉粉冷水油面，次日二便皆闭"；其三，"另延苏城内外三四名家……议用攻托清凉，连治五日，病者神昏无胃"；其四，"被医家开刀"而生变证。这些病例记载，反映了王洪绪客观、务实、严谨的态度。

（六）在痈疽治法上的特点

王洪绪的学术思想及诊疗经验，从其所处时代来看，具有一定的先进性、创新性、实用性。在其所阐述的某些观点中，尤其在痈疽治法上具有其鲜明的自身特点，但也存在某些局限性。

王洪绪虽为外科医家，但反对轻用手术。他在《外科证治全生集·凡例》中，提出自己在治疗时，"唯疗用刺，此外概不轻用刀针"，并对《外科正宗》等著作加以批判，其云："阅坊刻外科，妄称正宗，载云：证现七恶即死。又载以桐油烧红衣针，针入痰块半寸，用降药为条，插入针孔，七日块自开裂，再以条插七日，其核自落。又称毒在皮里肉内，刀割深要寸许，方能泄毒。殊不知毒在皮里膜外，或应开刀，尚忌深过三分，恐伤内膜。若深入寸许，伤透内腑，病人何能堪此极刑，七恶之现顷矣。世之宗其法者，尽属刽徒。此集唯疗用刺，此外概不轻用刀针，并禁用升降二丹，令人痛烂。"由此可见，治疗阴疽时，王洪绪以内治为主，兼以外用药为辅，概不使用手术疗法，对阴疽即使成脓也多予内治药，以行"以大疽变小之法"。

在技术条件不成熟的情况下，针对时医滥用刀针，而使邪毒内结深入脏腑反致不治的弊病确实很有意义。王洪绪这种反对手术治疗的观点，体现了其自身鲜明的学术特点。但是，毕竟外科学的外治手术法与内治法并进结合是大潮流，只采用内治法，否定刀针排脓，反对使用丹药的做法，是其医学思想局限的表现。

综上可见，王洪绪的医学理论具有先进性、创新性，以及鲜明的个人学术特点，其理论迄今在临床上仍有很强的指导作用。

王洪绪

临证经验

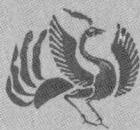

王洪绪通晓内、外、妇、儿各科，尤擅外科；在临床中，对阴疽的诊治别具一格，首创阴疽治疗的阴阳分类方法，提出温阳开腠的治疗大法，创立阳和汤、小金丹等名方，弥补了外科阴证治疗方法的不足。在《外科证治全生集》中，其主要通过阴阳分类来论述外科疾病，如流注、瘰疬、贴骨疽、乳岩、痈疖、子痈、脱骨疽、乳痈等。现选择《外科证治全生集》中部分外科病证的诊治思路与方法阐述如下：

一、病证诊治

中医外科，古称"疡科"，历来以"疮疡"为诊治与研究的主要对象；"疮疡"之中，又以对"痈疽"类病证论治最多。"痈证"初起，一般属于阳证、热证、实证，较易治愈；"疽证"初起，一般属于阴证、虚证、寒证，较难治疗。王洪绪总结以阴阳为纲的辨证方法，重视阴疽的辨证施治。他将痈疽划分为阴证、阳证和有阴有阳证三类，特别是对阴疽类的病证特点、主要疾病和辨治原则进行了重点论述，丰富了外科阴证治疗的理论与方药，对临床治疗外科阴证具有重要的指导意义。

（一）阴证门

1. 诊治总论

阴疽，是指一类以虚寒证为主的外科阴性疮疡病证的总称。病证涉及范围甚广，目前认识尚不统一。其主要病证，包括附骨疽类、脱疽类、瘰疬类、流痰类、流注类、乳病类、瘤瘿类、癌（岩）类、瘘（漏）类、臁疮等。阴疽的临床表现，多为皮色不变，漫肿无头，无热少疼等。主要病因是在阳虚或气血不足的基础上，或内伤七情，或外感六淫，或饮食不节所致。主要病机，则是寒痰凝结，气血瘀滞，化为阴毒，内损筋骨、脏腑。王洪绪对于阴疽的治疗原则，是以消为贵，兼用补托，禁用寒凉。具体而言，初期，宜用消法，慎用补托，以免助邪；溃后，可消补兼施，以扶正祛邪。其主要治法有阳和开腠、散解寒凝、温补气血、化痰解毒等。

（1）临床表现

关于阴疽的临床表现，《外科证治全生集·阴疽论》云："阴毒之症，皮色皆同，然有肿与不肿者，有痛与不痛者，有坚硬难移，有柔软如棉者，不可不为之辨。"书中明确提到 16 种阴疽病证，各自临床表现不一，但多有类似症状。如肿而不坚硬，疼痛难忍者为流注；肿而坚硬，轻度疼痛者为贴骨疽、鹤膝风、横痃、骨槽等；不肿但痛，骨节麻木，手足不仁者，是为风湿；坚硬如核，初起不痛者，是为乳岩、瘰疬；不疼痛而坚硬，形状如拳头大小者，为恶核、失荣、马刀；不痛也不坚硬，质地柔软并且逐渐长大者，为瘿瘤；不痛而坚，如金石般坚硬，形状较大者，为石疽。

上述这些病证，均属阴虚为病，无论平塌大小，都称为阴疽，多发于肌肉、筋骨或内脏等深部组织。《外科证治全生集·阴疽论》云："如其初起，疼痛者易消，重按不痛而坚者，毒根深固，消之难速。"在初起阶段，患处疼痛者，其病易消退；触诊重按患处无疼痛但坚硬者，其毒邪盘根深固，不易消退。

（2）病因病机

王洪绪认为，阴疽的形成与气血有关，关键在于心，病发于五脏。《外科证治全生集·痈疽总论》云："痈疽二毒，由于心生。盖心主血而行气，气血凝而发毒……白陷者谓疽，疽发五脏，故疽根深，而痈毒浅……诸疽白陷者，乃气血虚寒凝滞所致。"心主血脉，气血均通过血脉运行至周身，以营养筋脉皮肤。若气血凝滞，或心血亏虚，或内有寒毒，正气无力抗邪外出，气血不足，血脉不充，可由虚而瘀；加之寒凝经脉，血脉愈发不畅；寒瘀滞于局部，又使气血不充越发严重，邪毒入里而凝聚成疽。总之，阴疽的形成，关键在于心；心主血而行气，气血凝而毒发于五脏。

在临床分期方面，王洪绪在理论上继承并完善了前人之说，并针对外科学特点独树一帜，使阴疽理论自成体系。根据阴疽病证的发病过程，治疗时，王洪绪基本上将其分为三个阶段：以阴疽局部是否溃烂为标准，分为阴疽初起、阴疽溃后两个过程；在经过有效治疗后，毒邪已去，正气亏虚，这个过程可以看作阴疽的末期。因此，王洪绪把阴疽分为阴疽初起、阴疽溃后、毒邪已去三个阶段。

（3）治则治法

在治则治法上，王洪绪在总结前人观点和经验的基础上，就阴疽的证治建立了较为完整的辨治体系，成为后世治疗阴疽的准则。

其一，在《外科证治全生集·凡例》中，提出了治疗疽病的总原则。其曰："诸书唯《冯氏锦囊》内附阴疽论，与余家遗秘相符，独无消疽之方，唯以温补兼托为法。且疽初起，即如平塌，安可用托，托则成患。余家之法，以消为贵，以托为畏。即流注、瘰疬、恶核，倘有溃者，仍不敢托。托则溃者虽敛，增出者又如何耶？故以消为贵也。"由此可见，王洪绪认为，对阴疽之治疗，应以补托为法，阐明其家传秘笈以消为贵，以托为畏。如诸疽类，已有溃脓者，仍不能托，指出托法虽可使溃出者收敛减少，但无法减少其后发渗出，故治疽仍以消为贵。

其二，重视脾胃在阴疽病治疗中的重要作用，指出治疗阴疽病，首先要止痛，其次是健脾。如《外科证治全生集·痈疽总论》云："其初起毒陷阴分，非阳和通腠，何能解其寒凝？已溃而阴血干枯，非滋阴温畅，何能厚其脓浆？……盖脾胃有关生死，故首贵止痛，次宜健脾。痛止则恶气自化，脾健则肌肉自生。阳和转盛，红润肌生，惟仗调和补养气血之剂。若夫犀角、连翘、羚羊等性寒之药，始终咸当禁服。"

　　其三，对阴疽初起毒陷阴分，提出温阳通腠以解寒凝；对已溃阴血不足者，滋阴的同时温阳。如《外科证治全生集·阴疽治法》云："初起之形，阔大平塌，根盘散漫，不肿不痛，色不明亮，此疽中最险之症。倘误服寒凉，其色变如隔宿猪肝，毒攻内腑，神昏即死。夫色之不明而散漫者，乃气血两虚也；患之不痛而平塌者，毒痰凝结也。治之之法，非麻黄不能开其腠理，非肉桂、炮姜不能解其寒凝，此三味虽酷暑不可缺一也。腠理一开，寒凝一解，气血乃行，行则凝结之毒亦随消矣。"王洪绪首先指出疽之险症，如误用寒凉药后，险症加重随即病死。关于阴疽之病机，认为是气血两虚，毒痰凝结；治疗之法，当温阳开腠，以麻黄、肉桂、炮姜配伍；针对上述病机，不论季节均可使用。

　　总体而言，王洪绪对阴疽的治疗有如下特点：①治疗总则：以消为贵，兼用补托，禁用寒凉。一般初期宜用消法，慎用补托，以免助邪；溃后可消补兼施，以扶正祛邪。②具体治法：阳和开腠，散解寒凝，温补气血，化痰解毒。开腠以通阳和，阳气和则寒凝解，气血畅，痰毒消；温补以充气血，气血充则阳气布，寒痰消，脓毒散；开腠与温补并行，须审病程早晚、证候虚实，灵活运用。阴疽初起，患部皮肤色泽不明，局部肿硬不痛，散漫平塌，乃阴毒内陷，寒痰凝结，气血瘀滞所致；治以开腠理、散寒凝、化痰毒为主，尽量使阴疽内消；溃后则见脓水清稀，或流毒水，溃烂不堪，难以收口，乃气血亏虚、阴毒未散；治以温补气血为主以扶正排脓，兼开腠理以使邪从外解。毒邪祛除后，则补养脾胃。因脾胃为后天之本，气血生化之源，脾健则肌肉自生。

2. 诊治各论

（1）流注

　　流注是发于肌肉深部的急性化脓性疾病。流者，行也。注者，住也。

其特点是好发于四肢、躯干等肌肉丰厚处的深部或髂窝部，发病急骤，局部漫肿疼痛，皮色如常，容易走窜，常见此处未愈，他处又起。

①临床表现

流注在任何部位均可发生，尤多见于腰部、臀部、大腿后部、髂窝部等处。头面、前后二阴、腕、踝等远端比较少见。

初起，先在四肢近端或躯干部，有一处或数处肌肉疼痛、漫肿、微热，皮色不变。2～3日后，肿胀、焮热、疼痛日趋明显，并可触及肿块，伴有寒战高热、头痛头胀、周身关节疼痛、食欲不振等全身症状。继则肿块增大，疼痛加剧；2周左右肿块中央微红而热，按之有波动感；兼见高热不退，时时汗出，口渴欲饮，苔黄腻，脉洪数。溃后脓出黄稠，瘀血流注则夹有瘀血块。随之肿硬疼痛渐消，身热减退，食欲增加；经2周左右，脓尽收口愈合。

若溃后身热不退，可能他处另有新发，伴身体消瘦、面色无华、脉虚数等症状。若兼神昏谵语、胸胁疼痛、咳喘痰血等，为毒传脏腑，导致内陷变证或引发内痈。

②病因病机

流注主要因气血虚寒凝结而致。《外科证治全生集·流注》云："毒发阴分，盖因痰塞清道，气血虚寒凝结，一曰寒痰，一曰气毒。"

③治则治法

关于流注的治则治法，《外科证治全生集·流注》云："其初起皮色不异，唯肿唯疼，体虽发热，内未成脓，以二陈汤加阳和丸同煎，数服全消。消后接服小金丹七丸，杜其续发。如皮色稍变，极痛难忍者，须服阳和汤以止其痛，消其未成脓之毒气。使已成脓者，渐至不痛而溃，此乃以大疽变小之法。如患顶软，即为穿之，脓多白色，以阳和膏日贴。但此症溃后，定增毒痰流走，患生不一，故初溃之后，五日内仍服小金丹十丸，以杜后患。接用犀黄丸、阳和汤，每日早晚轮服，使毒痰消尽，不补亦可收功。"

倘若儿童不能服用煎剂，初起用小金丹化服，直至消除。成脓者，还是每日服用小金丹，消其余硬之处，使患处疼痛消失，自行溃破。待溃后毒邪散尽，用保元汤，黄芪和甘草宜生用忌炙用，加入肉桂五分，日服收功。倘若孕妇患此病，应当询问怀胎月数。如果未满6个月，则不可用犀黄丸，因此药中含有麝香，可改用阳和汤治疗。愈后再服三四剂，用以代替小金丹，杜绝其流走，以巩固疗效。

④病案分析

案例1：程姓母年七十，膝下患一阴毒流注，溃经数月。患下及旁，又起硬肿二块，与旧患相连。延一医，以新发之毒，误为旧患旁肿，不识流注，竟以托毒之剂与服。服二剂，致新发者，被托发痛，始延余治。余以阳和汤与服三剂，新发之二毒皆消；接服小金丹十丸，后进滋阴温补，以杏仁散敷，半月脓厚，令服保元汤加肉桂，十余剂愈。

按语：本案患者为老年女性，经误治后寻王洪绪诊治。前医未能正确辨证为流注，误用托法，而致病情加重。王洪绪施以消法，内服阳和汤治疗后，新发之毒消失；继而，进服小金丹化痰祛湿通络；后期给予托补法，先进食滋阴温补，络通邪去，最后以保元汤扶正托余毒外出。

案例2：宜兴徐玉梧之子，周岁半，太阳一毒，背上心脐对处二毒，颈后口对处一毒，腰腹二毒，两腿五毒，共患十一毒。皆皮色无异，其大腿二毒已经伊处医者开刀，闻余至，请治。以小金丹令日服二次，第五日消其九毒，消后又以小金丹日服一次。因孩小，令其添一乳母。十日后，二孔皆红润，以保元汤，芪、草皆生，加肉桂三分，煎杯许，另水煎参六分和服。半月后，以芪草易炙，服愈，一月收功。

按语：本案为小儿，患十一毒，其中有两处已经开刀治疗。王洪绪考虑患者为小儿，虽施以消法，但未予阳和汤，仅予小金丹化痰祛湿通络，今日服二次；五日后，改日服一次，并增加母乳，以扶助脾胃之气；十日后，余下二孔皆现红润之色，故改以保元汤服之。其中黄芪、甘草皆生药以补气，并加肉桂温阳；另水煎人参六分一起服用，亦是大补元气之意。半月后，改用炙黄芪、炙甘草，大约一个月痊愈。

（2）甲疽

①临床表现

甲疽多患于足大趾内侧。初起时趾（指）甲旁肿胀，微痛，流黄水，渐呈红肿化脓之势，患部的趾（指）甲内嵌，破溃后胬肉高突，疼痛流脓，脓液可浸漫整个甲下。《外科证治全生集·甲疽》云："凡指甲边，生一赤肉突出，时常举发者，甲疽也。"

②病因病机

多因修剪趾（指）甲，损伤甲旁的皮肉；或鞋子狭窄，久受挤压而起。

③治则治法

用四妙膏敷于患处，每天换药三次，则毒消伤口收敛。或狼毒一两，黄芪二两，醋浸一宿，入猪脂五两，微火上煎取二两，绞去渣，退火气。以封疽口，日易三度，毒消口敛。

（3）井泉疽

井泉疽，又名慢心锐毒。

①临床表现

此疽生于心口处，初起心口窝处有块，逐渐变大变高。此病证较为凶险，若毒邪陷里即死。《外科证治全生集·井泉疽》云："初起若心口内有块，渐大发高，毒陷即死。"

②病因病机

心火妄动或冷气攻心。

③治则治法

《外科证治全生集·井泉疽》中，可采用灸法治疗此病。如"惟余家秘集载，以本人两手十指，以线量其长短，共积其线，在喉管正中处，双环至背脊之中，看两线头尽处为中穴。又以本人中指之中一节，用柴心量准作一寸，中穴之左右各远一寸，各以墨记，分立三穴。每穴用艾三大壮，一齐火灸，灸毕痉愈"。

（4）瘰疬

瘰疬是一种发生于颈部的慢性感染性疾病。结核累累如串珠状，故名瘰疬，又名"疬子颈""老鼠疮"。

①临床表现

瘰疬多见于儿童或青年人，好发于颈项与耳前；耳后一侧或两侧，也有延及颌下、咽喉、锁骨上及腋部者，病程进展缓慢，发病前常有虚劳病史。《外科证治全生集·瘰疬》云："患生项间，初起一小块，不觉疼痒，在皮里膜外，渐大如桃核，旁增不一。"临床上通常分为三期。初期：颈部结核如豆，一个或数个不等，孤立或成串状；皮色不变，按之坚实，推之活动，不热不痛，多无全身症状。中期：颈部结核逐渐增大，并伴随疼痛感，皮核粘连，皮色渐转暗红，扪之微热，按之有应指感，为脓已成；有时相邻的结核，可互相融合成块，推之不动，伴低热及食欲不振、全身乏力等症状。后期：脓肿切开或自行溃破后，脓液稀薄，夹有败絮样物质，创口呈潜行性空腔，疮面肉色灰白，疮周皮肤紫暗，疮口久不收敛，形成窦道。

②病因病机

瘰疬之形成，或因情志内伤，肝气郁结，肝木乘脾土，脾失健运，痰湿内生，气滞痰凝，结于颈部；或因肝郁化火，下烁肾阴，阴虚火旺，热盛肉腐而成脓。溃后脓水淋漓，耗伤气血，经久难愈。或因肺痨阴虚，肺肾阴亏，以致阴虚火旺，肺津不能布输，灼津为痰，痰火凝结而成。

③治则治法

疾病初起，皮色无明显变化者，每服子龙丸三分，淡姜汤送服，每天三次，直到消散；小儿用陈酒冲服小金丹一丸，到消散为止。数年内忌食香橙，防止复发。若溃后，有成脓或者不成脓者，服用犀黄丸；已经成脓的，用咬头膏穿之。内服温补、祛痰通腠、活血壮气之药，外贴阳和解凝膏。

若瘰疬延烂至肩胸胁下，病情较重者，须用洞天救苦丹三服，犀黄丸六服。服药九日后，皮色变白，孔内红活，接着服用大枣丸，待肌肉逐渐长出后，用生肌散日敷收功。

有烂至咽喉者，如饮用热水时，患处自觉热痛的，这是较为凶险的证候。倘若治疗不及时，可烂穿咽喉，则有生命之虞。可急取柴心一根，量本人中指；量其三节，共若干长短，男左女右，就手之左右，即在手下突出之骨，正中骨顶之处定准，一直量到尽头，以墨记。取艾团连灸三壮，膏掩，可保咽喉不穿。

若溃烂到胸腰连及耳肩，用荆芥根煎汤清洗患处；如疮中有紫色包块勿用针穿透，口服犀黄大枣丸效果颇佳。

④病案分析

案例 1：枫镇闵姓，年十七，颈患瘰疬，烂成一片，延烂耳腋及腰，如手掌大者数处，瘦弱成怯。初以洞天救苦丹与服，毒水大流；十日后，以阳和汤、醒消丸每日早晚各服一次；十日项能舒转，饮食日增。外贴阳和膏，内服大枣丸；并用荆芥汤洗，以山莲散敷，九十日收功。因未服子龙、小金二丸，其毒根未除，后腋生恶核，仍以子龙丸消之杜患。

按语：本案患者病情较重，瘰疬溃烂，且连及耳部、腋部、腰部。王洪绪以消法贯穿整个治疗过程。初起服用洞天救苦丹；溃脓后用阳和汤、醒消丸，每天早晚各服一次；病情好转后外贴阳和膏，内服大枣丸；恢复期仍然用阳和膏贴敷，始终用荆芥汤清洗，用山莲散外敷，90 天后结束治疗。由于没有在恢复期服用子龙丸、小金丸，所以导致该病根毒没有清除，出现腋部生恶核而复发。说明即使在恢复期，病情好转，也仍然要坚持使用消法，以根除病毒，消除隐患。

　　案例 2：王姓媳，颈内瘰疬数个，两腋恶核三个；又大腿患一毒，不作疼痒。百余日后，日渐发大，其形如斗，按之如石，皮现青筋，常作抽痛。经治数人，皆称曰瘤。余曰：瘤软疽硬，此石疽也。问可否治？答曰：初起时可消，日久发大，上现筋纹；虽按之如石，然其根下已成脓矣。如偶作一抽之痛，乃是有脓之证也。上现青筋者，其内已作黄浆，可治。如上现小块，高低如石岩者，不治。三百日后，主发大痛，不溃而死。如现红筋者，其内已通，血枯不治。倘生斑点，即自溃之证；溃即放血，三日内毙。今患所现青筋，医至患软为半功；溃后脓变浓厚，可冀收功也。外以活商陆捣涂，内服阳和汤，十日则止一抽之痛。十三剂里外作痒，十六剂顶软，十八剂通患软。其颈项之病块，两腋之恶核，尽行消散，一无行迹，只剩石疽未平，内脓待下，令服参一钱。因在筋络之处，先以银针刺穿，后以刀阔其口，以纸钉塞入孔内。次日两次流水斗许，大剂滋补托里，删去人参，倍增生芪。连进十剂，相安已极。适有伊戚亦行外科道者，令其芪草换灸。服不三日，四围发肿，内作疼痛，复延余治。余令其照前方服，又服二十余剂。外以阳和膏，随其根盘贴满，独留患孔，加以布捆绑。人问因何用膏贴，又加捆绑？答曰：凡属阴疽，外皮活，内膜生，故开刀伤膜，膜烂则死。所出之脓，在皮里膜外，仅似空衕。又不能以生肌药放入，故内服温补，滋阴、活血之剂，外贴活血温暖膏药，加之以捆，使其皮膜相连，易于脓尽，且又易于连接生肌。果绑后数日，内脓甚厚，加参服，两月收功。

　　按语：此患者瘰疬恶核数个，且患病时间较长，历经数个医生治疗，都认为是瘿瘤。王洪绪看后，认为：瘿瘤软，只有阴疽才硬。此患者按之如石，此石疽也，又现青筋，当可以治疗。能医至软为半功，溃后脓变浓厚，可冀收功也。外以活商陆捣涂，内服阳和汤。病情日渐好转，谁知，中途被他医改方，致病情反复。再归正途，终得痊愈。通过这个病例，可以看出：辨证要准确，且要坚持治疗。

（5）小肠疽

①临床表现

病患在小腹内，如手掌般大小，质地坚硬，并伴有发热，轻度疼痛，小便频数，汗出恶寒，小腹颜色如常。《外科证治全生集·小肠疽》云："患在小腹之内，按之如掌，坚硬而热，微痛，小便频数，汗出憎寒，腹色如故，或现微肿，脉紧实有力者是也。"

②病因病机

痰结湿阻于小肠。

③治则治法

本病治以化痰散结，活血消肿之法，方用犀黄丸。《外科证治全生集·小肠疽》云："患在小腹之内，按之如掌，坚硬而热，微痛，小便频数，汗出憎寒，腹色如故，或现微肿，以犀黄丸愈之。"

（6）鹤膝风

患者膝关节肿大，因外形似仙鹤的膝部，故名鹤膝风，以膝关节肿大疼痛，而股胫的肌肉消瘦为特征。

①临床表现

初起膝盖骨内痛，日久则越来越肿，而大腿越来越细。《外科证治全生集·鹤膝风》云："鹤膝风之初起，膝盖骨内作痛，如风气一样，久则日肿日粗，而大腿日细者是也。"

②病因病机

鹤膝风起于禀赋体虚、调摄失宜、足三阴亏损，因风邪外袭，阴寒凝滞，湿热壅阻，或湿流关节而发病。因其禀赋不足，足三阴亏损，督脉经虚，风寒湿邪结于经络，以致血脉瘀滞，而导致筋缩而股瘦；或因邪蕴化热，则湿热流注关节，引起关节红肿热痛、屈伸不利。

③治则治法

关于鹤膝风的治法，《外科证治全生集·鹤膝风》云："专治之法，取新鲜白芷，用酒煎至成膏，收贮瓷瓶，每日取膏二钱，陈酒送服，再取二三钱，涂患至消乃止。否则，用阳和汤日服，外以白芥子为粉，白酒酿调涂亦消。"可见，对鹤膝风的治疗，可用白芷煎成膏，内服兼外用，直至症状消除，若不效，内服阳和汤，外敷白芥子粉。

（7）横痃

①临床表现

横痃属于性病。在病患之生殖器部位，疮疡初发 1～4 周后，于小腹两旁、大腿中央，出现形状如腰子大小，皮色不变，质硬之结核，按之微微有痛感。皮肤表面紫红色，继而破溃，流出脓性或血性液体。《外科证治全生集·横痃》云："横痃生于小腹两旁，大腿界中，形如腰子，皮色不异，硬如结核，按之微痛者是也。"

②病因病机

此乃败精湿痰凝结而成。

③治则治法

每日服用皂角刺粥，制作皂角刺粥。制法：取皂角刺六钱打成末，装布袋中，与二合糯米煎煮成粥，每日频频饮之，三四日全消。或服用子龙丸，每次服用三分，淡姜汤日送三次，痃愈停止。大忌开刀，开则刀口无脓，唯出白腻浆，三百日内必死。自溃者也是如此。

④病案分析

常熟赵太元长君，患横痃，被医家开刀，请王洪绪往治，问开刀几日，患家云已有半月也。王洪绪曰："此患破则难治，还有九月之寿。"即辞别。别后三百日，患家亲戚来苏州，告知患者月前已经去世。

按语：王洪绪在治疗方法上，反对开刀治疗，认为开刀后会有诸多弊端。本案患者，在请王洪绪诊治前，已开刀半月，犯治法大忌。王洪绪诊查之后，认为难以回天，但尚有九月之寿，日后果验。

（8）乳岩

乳岩是指乳房部位的恶性肿瘤。其特点是乳房肿块质地坚硬，凹凸不平，边界不清，按之不痛，或乳头溢血，晚期乳房溃烂，凸如泛莲或菜花。是女性最常见的恶性肿瘤之一。男性、女性均可见此病。

①临床表现

初起乳房中生一小块，不痛不痒。其症状与瘰疬、恶核相似；若治疗不当，肿块日渐肿大，乳房内突发阵痛，当为迟治；如果皮色变异，则难以挽回。

②病因病机

《外科证治全生集·乳岩》云："初起乳中生一小块，不痛不痒，症与瘰恶核相若，是阴寒结痰。此因哀哭忧愁，患难惊恐所致。"乳岩为阴疽，主要由寒和痰相互凝结而成，并与情绪变化有很大关系。其一，情志失调。女子以肝为先天，肝主疏泄，性喜调达而恶抑郁，肝属木，克脾土。情志不畅，所愿不遂，肝失调达，气机不畅，气郁则瘀；肝郁克伐脾土，运化失职则痰浊内生，肝脾两伤，经络阻塞，痰瘀互结于乳房而发病。其二，饮食失节：久嗜厚味，湿热蕴结脾胃，化生痰浊，随气流窜，结于乳中，阻塞经络，气血不行，日久成岩。其三，冲任不调。冲为血海，任主胞胎，冲任之脉隶属于肝肾。冲任失调则气血失和，月经不行，气郁血瘀，阻塞经络，结于乳中而成乳岩。乳岩多发于绝经期前后，故与冲任失调有密切相关。

③治则治法

初起用犀黄丸，每服三钱，酒送，十服药痊愈。或以阳和汤加土贝五钱煎服，数日全愈。乳岩病情凶险，治愈率较低。若肿块日渐肿大，皮色变化，则用阳和汤，或犀黄丸，或二药早晚轮服治之，直到肿块自溃。溃后如有痛感，可以用大蟾蜍六只，每天早晚，将蟾蜍破腹连杂，以蟾身刺孔，外敷患口，连用三天；内服千金托里散，三日后接着服用犀黄丸，有30%～40%的治愈可能。如溃后没有痛感，但痒甚者，则无生还可能。此病禁用针刀，如用刀针则可能出现翻花而亡，几乎没有生的希望。

④病案分析

案例1：一妇两乳皆患乳岩，两载如桂圆大，从未经医。因子死悲哭发威，形大如杯。以五通丸、犀黄丸，每日早晚轮服，九日全消。

案例2：又男子乳亦患，先用鲫鱼膏贴上两日，发大如拳，其色赤红，始来就医。令其揭下，与服阳和汤四剂，倘色转白可救，色若仍红无救矣。四日患色仍红，哀恳求治，以犀黄丸、阳和汤轮服，服至十六日，四余皆消，独患顶溃，用蟾拔毒三日，半月收功。

按语：以上案中，记载男、女乳岩各一例。案例1为女性患者，两乳均患乳岩，因情绪变化而病情加重，情志不畅，所愿不遂，肝失调达，气机不畅，气郁则瘀，肝郁克伐脾土，脾之运化失职，则痰浊内生，肝脾两伤，经络阻塞，痰瘀互结于乳房而发病；以五通丸、犀黄丸，早晚轮流服用，后肿块全消。案例2为男性患者，也患乳岩，因误用鲫鱼膏后，病情加重；就医后停外用膏药，予阳和汤后色仍红，改犀黄丸、阳和汤轮服，效显，唯创口顶部溃破，以蟾蜍皮外敷三日，半月后创口逐渐愈合。

案例3：妇乳患白疽，寒热痛甚，余以阳和丸同二陈汤煎服，得睡则息，连进三剂痊愈。

案例4： 又妇，患者相告，伊妇弟亦习外科，以夏枯草、花粉、连翘、橘叶等药，连服五剂，号痛不绝，延余治，因向白色，今变微红，难以全消，即书肉桂、炮姜、麻黄加二陈汤，令伊煎服，当晚痛止能睡，明日皱皮缩小，服下果然。连进数剂，患顶不痛而溃，贴阳和解凝膏收功。

按语： 案例3虽患白疽，寒热痛甚，但服用阳和丸合二陈汤后，很快就痊愈了。而案例4则经过一番波折。两案皆属阴疽之病，但案例3服药得法，故很快痊愈。而案例4误服清热之剂，故病势加重，痛苦万分。王洪绪诊察后，认为阴疽乃寒湿凝结，必以温经祛湿化痰通络，便明确告知患者服药后可能出现的变化。果如所言，对证而药到病除。

（9）贴骨疽

贴骨疽位于环跳穴，又名缩脚疽。

①临床表现

初起恶寒发热，髋关节处筋骨隐痛，皮色不变；继则疼痛加剧，不能屈动；臀部外突，在脚略向外翻。《外科证治全生集·贴骨疽》云："皮色不异，肿硬作痛者是。"

②病因病机

贴骨疽为阴寒凝滞所致。

③治则治法

外用白芥子捣粉，白酒酿调涂，或以大戟、甘遂二末，白蜜调敷，内服阳和汤，每日一剂，四五服可消。消后接服子龙丸，或小金丹，以杜患根，禁用针刀。用针刀则成为缩脚疾病。

（10）骨槽风

骨槽风是以腮颊红肿，牙槽骨腐坏，最终穿腮流脓，有腐骨形成为特征的一种颌骨疾病。多因邪毒侵犯和牙疾的进一步发展而起。属附骨疽范畴。

①临床表现

本病有龋齿、牙痛或颌骨损伤的病史。初起可见牙齿疼痛，往往被误认为是普通牙疼。本病痛连面骨，腮颊红肿，牙槽骨腐坏，最终穿腮流脓，若烂至牙根，甚至烂至咽喉则病情危重。

②病因病机

本病常发生于牙齿护理不当，或各种牙病误治失治。

③治则治法

《外科证治全生集·骨槽风》云："当用二陈汤加阳和丸煎服，或阳和汤消之。倘遇溃者，以阳和汤、犀黄丸每日早晚轮服。如有多骨，以推车散吹入，隔一夜其骨不痛，自行退出。吹至次日，无骨退出，以生肌散吹入，内服保元汤加肉桂、归、芎、芪、草宜生，收功而止。"

（11）恶核痰核

所谓恶核痰核，指皮下肿起核状的结块，大者恶核，小者痰核。

①临床表现

皮下肿起如核的结块，与石疽初起相似，但其根较深，不易溃破。

②病因病机

恶核痰核，为寒凝瘀结所致。

③治则治法

初起未溃前，忌贴凉膏，忌服凉药，只能内服阳和汤、犀黄丸；也可用蟾皮外敷于患处，并内服犀黄丸。王洪绪认为，本病大忌开刀；若开刀则翻花起胬肉，可将大蟾蜍破腹连杂，以蟾身刺孔，外敷患口，拔毒软疮口；内服温补托毒消痰之剂犀黄丸，可以收功。但孕妇忌服，因为丸内含有麝香，不利于孕妇。

④病案分析

案例1：洞庭秦卜年，项腋恶核十二处，服连翘、昆布等药病重；又被刺破，烂经三载，始来就医。以阳和汤、犀黄丸轮服半月，十中愈八，喜甚，带药而回。路见凉粉买食，至家又食冷水激面，次日二便皆闭，第五日死。此病者自不惜命，故记以为病者之戒。

按语：此案患者恶核较多，病程较长，病情较重，患处溃破三年才就治。轮流服用阳和汤、犀黄丸半月，病减约八成，可惜饮食不当，因进食冷水激面导致病重而亡。此案强调恶核痰核因寒凝而结，故应忌用凉药，忌进凉食。若犯此大忌则预后不良。

案例2：南濠客叶姓，耳下并患恶核，一被针穿生管，一大如杯。以阳和汤、小金丹轮服，未溃者全消。彼问管可易愈否？余曰：消管甚易，管消即敛。倘将敛，一经走泄，管即复生，愈期难定。其弟真诚，果即敛。

按语：患者耳下恶核两个，其中一个被医生穿刺后生瘘管，另一个如杯大，治以阳和汤、小金丹轮流口服，未溃破者均消失。患者问瘘管容易好吗？王洪绪认为瘘管消退较容易，瘘管消退过程中创口即开始收敛，但只要所生脓液从瘘管排泄出来，瘘管又复存在，较难愈合。叶姓患者谨遵医嘱，瘘管也很快就痊愈了。

案例3：某妇，项痰核三处，年久生管，延治；以拔管药插入，日易，半月愈两；唯有一管，浅如一栖，不意伊夫远归，两日管深如旧。余曰：此刻治，定无功效，容日商治。伊母问余，余曰：俟令婿出外，半月亦可收功。数日后，接女归，延治而愈。

案例4：壮年，臂有二管，问伊可有暗疾？曰：有梦遗。以六味丸删去泽泻，增线胶、龙骨、芡实、莲须为丸，鹿含草煎汤，晨夕各送三钱，服半料而梦遗愈。愈后，即以拔管药治之，仍服前丸，服完二管皆愈。

按语：案例3、案例4，虽为痰核，实则为瘘管病例，且与肾气亏虚，相火妄动有关。案例 3 患者，在治疗期间行房事，泄肾之精气，故不利于瘘管愈合；待肾气平复，方可收功。而案例 4 患者，相火妄动，时有梦遗，故王洪绪先予补肾固精，再治瘘管，自然药到痊愈。以上两案也说明：诊病之时，不仅需要法正药精，同时也需要细心观察，审因论治，方可立见成效。

（12）阴疽

《外科证治全生集·阴疽论》云："无论平塌大小，毒发五脏，皆曰阴疽。"

①临床表现

《外科证治全生集·阴疽治法》云："初起之形，阔大平塌，根盘散漫，不肿不痛，色不明亮，此疽中最险之症。"

②病因病机

阴疽多因气血两虚，误服寒凉，毒痰凝结所致。《外科证治全生集·阴疽治法》云："倘误服寒凉，其色变如隔宿猪肝，毒攻内腑神昏即死。夫色之不明而散漫者，乃气血两虚也。患之不痛而平塌者，毒痰凝结也……腠理一开，寒凝一解，气血乃行，毒亦随之消矣。"

③治则治法

《外科证治全生集·阴疽治法》云："治之之法，非麻黄不能开其腠理，非肉桂、炮姜不能解其寒凝，此三味虽酷暑不能缺一也……照方依治，自无不愈，倘有增减，定难奏效。"

④病案分析

案例 1： 阊门龚姓，腰患一疽，根盘围阔二尺余，前连腹，后接骨，不红不肿，不痛不软，按之如木。初延余治，以肉桂、炮姜书于方首。别后，另延苏城内外三四名家，众视余方皆曰：酷暑安可用此热剂？以余为非，议用攻托清凉，连治五日，病者神昏无胃。后延余治，患仍不痛，色如隔宿猪肝，言语不清，饮食不进。余曰：能过今晚再商。是夜即毙，然其至死不痛。

案例2：不久，前病患亲戚亦患此证，延余治。以阳和汤服下，次日觉松。又服，疽消小半，才以犀黄丸与阳和汤，逐日早晚轮服，第五日痊愈。后有背患相若者，照治而愈。

按语：不肿不痛是阴疽的特点。案例1之患者，请多名医生视诊，因时值酷暑，不敢使用王洪绪的温热之药，而服清凉之剂使其毙命。孰不知阴疽乃毒痰凝结，无论何季节，当用温热之剂，方有望痊愈。案例2患者，来诊时仍为夏季，服用王洪绪所处方药，不久得以治愈。此后，亦有类似病例可以佐证。

（13）石疽

①临床表现

据《外科证治全生集·石疽》所述，石疽"初起如恶核，渐大如拳……如迟至大如升斗者，仍如石硬不痛；又曰久患现红筋则不治，再久患生斑片，此溃在即之证。溃即放血，三日而毙。如现青筋者，可治"。

②病因病机

石疽多因寒凝气滞所致。

③治则治法

初起如拳大小，轮服阳和汤、犀黄丸，可以痊愈。若大如升斗，质地坚硬而不痛，并出现青筋者，内服阳和汤，外用活商陆根捣烂，加少许盐涂敷。出现脓袋则用银针穿刺，并服用千金托里散，加熟地黄、生黄芪。日后再以阳和解凝膏贴敷，留银针穿刺眼，使外皮血流通畅。并用布卷膏药等，将患处外部包扎紧致，使皮膜相连，利于愈合。内服十全大补汤、保元汤等，人参、黄芪生用，忌炙用，直至病愈。如果毒邪未尽，忌投补剂。

（14）善痞头、发疽

①临床表现

头皮上患有白色肿块；其脓不红，局部肿大。初起常被误认为跌倒外伤而肿大，包块明显高大时才就治；较重者，溃破流出白色脓液。本病俗称"瘴贡头"，多见于儿童。若成人患此病常称"发疽"。

②病因病机

小儿所患善痞头及成人所患发疽，皆由素体虚弱，阴寒凝滞所致。

③治则治法

善痞头，初起治以小金丹，溃后加外贴阳和解凝膏。发疽，治以阳和汤。

④病案分析

兴邑路姓七岁童，顶门寸许，并患三疽，溃久不敛，孔如棋子大，浅而无脓，干而色灰，人倦无神。因服凉剂过多，饮食不进，延余治。余曰：色似香灰，乃气血两丧；无脓干枯，精神已绝。兼不能食，难以延久，何能治之。次日而夭。

按语：本案七岁童所患善痞头有三处，溃破孔有围棋子大小，且溃破无脓，色灰，精神疲倦无神。王洪绪诊治时，认为患者本为阴证，又过服寒凉药物，导致脾胃大伤，气血大亏，精神失养，升举无力，难以收口。又饮食不进，生化乏源，导致胃气衰败，预后差。果然，第二天夭亡。此为误治后导致胃气绝而身死。

（15）鹅掌风

①临床表现

手足部皮肤干燥、脱屑、皲裂而瘙痒，因皮肤粗糙干裂似鹅掌而得名。《外科证治全生集·鹅掌风》云："鹅掌风患于手足掌指皮上，硬而痒燥烈者是。"

②病因病机

鹅掌风为足阳明胃经火热血燥，外受寒凉所凝致病。

③治则治法

《外科证治全生集·鹅掌风》云："用麻油一两，红砒一钱，敲细如粞，入油煎至砒枯烟绝为度，去砒留油，有风之处，日以火烘油，擦二三次，至愈止。"

（二）阳证门

1. 痈疖

《外科证治全生集·痈疖》云："凡患色红肿疼痛，根盘寸余者是痈。"又曰："如患盘不满一寸，亦红肿者是疖。"

（1）临床表现

痈可发于体表的任何部位，易肿、易脓、易腐、易敛，多不伤筋骨，较易治疗。疮疡的转化过程，一般要经历初起、成脓、溃后三个阶段。初起，邪毒蕴结于肌肤筋骨，使局部经络阻塞不通，营卫气血凝滞，发生肿痛之象。若人体抗邪力强，正能胜邪，则渐渐肿势局限，疮疡消散。如抗病力弱，则进一步蕴久化热，热盛肉腐成脓，从而导致脓肿形成，进入疮疡的中期。此时若及时切开引流，脓出畅泻，毒随脓出，进而腐肉脱落，新肉生长，最后疮口结痂愈合；或人体正气充足，靠正气冲托之力，脓肿自溃，脓毒外泄，同样溃疡腐脱新生，疮口结痂愈合。这一过程则为疮疡的后期，即溃后期。

（2）病因病机

痈者，壅也，即气血为毒邪壅塞而不通所致。痈多为阳证，属六腑毒腾于外，其发病暴急而所患浮浅。多因外感六淫之邪，或过食膏粱厚味，导致内郁湿热火毒；或情志内伤，或外来伤害，或感受毒气，引起邪毒壅聚，致使营卫不和，经络阻塞，气血凝滞而成。

（3）治则治法

《外科证治全生集·痈疽》云："毒发三四日，尚未作脓，以嫩膏围外，内服醒消丸，热陈酒送服三钱，即止其痛，夜间得睡。次日患皮起皱，再服全消。如过四五日，患将作脓，亦以醒消丸与服，消其四围肿硬，痛息毒散患平，此以大变小之法。有脓之患顶，取咬头膏贴，加以代刀散三钱，酒服穿之，或刀点分许穿之，以洞天膏贴，不几日收功。如患盘数寸者，或居背心、脑后、腰、腹、肚、腋、阴囊等险之穴，用五通丸、醒消丸，早晚以败毒汤轮送一次，皮皱痛息，再服至愈。倘溃，即用托毒散、醒消丸，亦早晚轮服。如患盘不满一寸，亦红肿者是疖，蟾酥丸、梅花点舌丹，皆可消肿止痛。"

2. 牙痈

（1）临床表现

《外科证治全生集·牙痈》云："牙根肉红肿痛甚者是。"齿龈局限性红肿，初硬后软，有溃脓或穿溃出脓，触叩患牙则痛剧，患牙松动，腮颊肿胀，核肿大、压痛。关于牙痈与骨槽风的区别，《外科证治全生集·牙痈》云："牙骨及腮内疼痛，不肿不红，痛连脸骨者，是骨槽风也。倘以痈治，则害之矣。"

（2）病因病机

风热邪毒引动脾胃积热循经上冲，风热与胃火交蒸于牙龈，腐肉成脓。

（3）治则治法

治疗上，先刺出毒血，再用珍珠散外敷，内服龙胆泻肝汤。

3. 遮腮发颐

遮腮发颐是热病后余毒结于颐颌间引起的急性化脓性疾病。常发于热病后期，多一侧发病，颐颌部肿胀疼痛，张口受限，全身症状明显。

（1）临床表现

患者腮部一侧或者两侧发病，遮腮与发颐两者有所区别，腮内酸痛者为遮腮，腮肿大无酸痛感者为发颐。

（2）病因病机

本病多由伤寒或温病治疗不当，以致余邪、热毒不能外达，而结聚于少阳、阳明之络，以致经络阻塞，气血凝滞而成。

（3）治则治法

治以疏风清热，解毒消肿。若为遮腮，则取嫩膏外敷，第二天即可痊愈；若为发颐，则服用祛风散毒之剂，用白芷、天麻、防风、荆芥各一钱，陈酒煎半碗，送服醒消丸而愈。

4. 子痈

子痈，是指睾丸及附睾的感染性疾病。中医称睾丸和附睾为肾子，故以名之。子痈分急性子痈与慢性子痈，两者都有睾丸或附睾肿胀疼痛的特点。

（1）临床表现

子痈以睾丸红肿疼痛为主要症状表现，常伴有恶寒发热，或寒热往来、食欲不振、口苦、口渴欲饮、尿黄、便秘等全身症状。急性子痈，附睾或睾丸肿大疼痛，突然发作，疼痛程度不一，轻者仅有不适，重者痛如刀割，行动或站立时加重。《外科证治全生集·子痈》云："肾子作痛，而不升上者，外现红色，子痈也。"

（2）病因病机

肝脉循会阴，络阴器，肾子属肾。子痈的发病与肝肾相关，本症以睾丸红肿疼痛为主要表现，故多与肝肾湿热有关，湿性趋下，留着肝经会阴处则为肿，热灼血脉则局部发红疼痛。

（3）治则治法

子痈宜尽早治疗。在未成脓时，服用枸橘汤治疗。其中，枸橘全个、川楝子、秦艽、陈皮、赤芍、甘草、防风、泽泻等分钱半，服药1次即能痊愈。

5. 囊脱

（1）临床表现

阴囊红肿，继而溃烂皮脱，甚而睾丸外悬。

（2）病因病机

湿热火毒下注肝经而成。

（3）治则治法

清火泄热。外用紫苏汤日洗，取紫苏叶、梗为末，日敷，用青荷叶包裹；内服泻热汤水煎治疗，其药物组成有：黄连六分，归尾、连翘、黄芩各一钱五分，甘草、木通各一钱。

（4）病案分析

宜兴一舟子，肾囊形大如斗，被走方人穿之。不数日，烂见肾子如鹅卵大，旁有一筋六七寸长，形若鸡肠，双环随肾子落出，臭气难闻。令以紫苏煎汤洗净其筋上烂腐。问其肾子，茎物、小肚可痛否？彼曰：皆不痛。余曰：此三处作痛，则难治，今不痛者，可治。日以紫苏汤洗，洗后以苏梗为末撒上，用青荷叶包之。内服黄连、归尾、黄芩、甘草、木通等药十剂。五日后，肾子收上，烂孔收小。此非患毒，乃是损伤，口既收小，肌色红活。内服地黄汤，外敷生肌散而愈。

按语：囊脱一病，临床见阴囊红肿，继而溃烂皮脱，甚而睾丸外悬。其因责之于湿热火毒下注肝经而成，故治以清火泄热。外用紫苏汤日洗，外敷，再用青荷叶包裹，内服泻热汤水煎治疗。王洪绪认为，不痛者易治；患处疼痛乃毒入经脉，伤及肾脏本身则难治。

6. 赤游螳螂子

（1）临床表现

幼儿腿上红肿成片，身热，称为赤游。游者，游走也，游走遍身而死。幼儿口内生疳，或腮内生一红块，称为螳螂子。

（2）病因病机

胎中受毒。

（3）治则治法

《外科证治全生集·赤游螳螂子》云："初生小孩，因胎中受毒，腿上患色红肿成片，身热，名曰赤游。游者，游走也，游走遍身而死。取哺退鸡蛋内臭水，拂上一二次痊愈。""或小孩口内生疳，或腮内生一红块，名曰螳螂子，亦皆胎毒也。用生地五钱，大黄一钱，陈酒浸，取出共捣烂，涂儿足心，男左女右，用绢缚好，干即易，愈乃止。洞天嫩膏涂游亦效。口疳用生香附、半夏等分为末，蛋白调作如饼，贴男左女右涌泉穴，周时愈。"

7. 疔毒

疔毒是指发病迅速而且危险性较大的急性感染性疾病，多发生在颜面和手足等处。若处理不当，发于颜面者易引起走黄危证而危及生命。相当于西医学的疖、痈、气性坏疽及急性淋巴管炎等。

（1）临床表现

在头、面、唇、鼻、肩、臂、手、足等处生一包，疮形如粟，坚硬根深，状如钉丁之状，色红，或紫红，或黄黑者，疔也。其易发，且病情变化迅速，易成走黄危证。《外科证治全生集·疔毒》云："疔毒其害最速，生面目耳鼻之间，显而易见，生肩足衣遮之处，隐而难知。知觉早者，晨医夕愈。迟知者枉死甚多。故妇女而患暗疔者，直至发觉，误认伤寒，致毒攻心，走黄不救。"

（2）病因病机

本病总以火热之毒为患，常见有下列两种原因：

感受火热毒邪，蕴结肌肤：感受火热之气，或因昆虫咬伤，或因抓破染毒，毒邪蕴蒸肌肤，以致经络阻隔、气血凝滞而发为本病。

脏腑蕴热，火毒结聚：七情内伤，气郁化火，火炽成毒，或恣食膏粱厚味、醇酒炙煿，损伤脾胃，运化失常，脏腑蕴热，发越于外，火毒结聚于肌肤而发为本病。

头面乃诸阳之会，火毒蕴结于此，则反应剧烈，变化迅速，如不及时治疗或处理不当，毒邪易于扩散，有引起走黄的危险。

（3）治则治法

清热解毒为治疗法则。初起刺破挤恶血，见好血而止。或取拔疔散插入患处，以膏掩之，次日疔毒化脓而愈。凡属疔毒，宜内服夺命汤。

8. 红丝疔

《外科证治全生集·红丝疔》云："手小臂，足小腿，生如红线一条者是也。"红丝疔好发于四肢，皮肤呈红丝显露，迅速向上走窜。可伴发恶寒发热等全身症状，邪毒重者可内攻脏腑，发生走黄。相当于西医学的急性淋巴管炎。

（1）临床表现

好发于四肢内侧，常有手足部生疔或皮肤破损等病史。

多先在手足生疔部位或皮肤破损处见红肿热痛，继则在前臂或小腿内侧皮肤上起红丝一条或多条，迅速向躯干方向走窜，上肢可停于肘部或腋部，下肢可停于腘窝或胯间。腋窝或腘窝、腹股沟部常有臖核肿大作痛。

轻者红丝较细，无全身症状，1～2日可愈；重者红丝较粗，伴有恶寒发热、头痛、乏力等全身症状。有的还可出现结块，一处未愈，他处又起，有的2～3处相互串联。病变在浅部的皮色较红；病变在深部的皮色暗红，或不见"红丝"，但患肢出现条索状肿块和压痛。如结块不消而化脓者，则肿胀疼痛更剧，化脓在发病后 7 ～ 10 日，溃后一般容易收口，若二三处串连贯通，则收口较慢。

（2）病因病机

外部手足生疔，或足癣糜烂，或有皮肤破损感染邪毒，内有火毒凝聚，以致毒流经脉，向上走窜而继发红丝疔。若火毒走窜，内攻脏腑，可成走黄之证。

（3）治则治法

治疗宜清热解毒。可以采用针刺法，在红线两头始末端，用针刺破，将毒血放出。倘若延误则毒入肠胃，不得救治。凡属疔毒，宜内服夺命汤。

9. 刀镰疔

《外科证治全生集·刀镰疔》云："患形阔如韭菜，长有寸余，肉色紫黑者是也。"

（1）临床表现

刀镰疔，疔形宽阔如韭菜，长有寸余，肉色紫黑。

（2）病因病机

多因火毒为患。或从内发，或从外受。

（3）治则治法

宜用汗法。以生矾三钱，葱白七根，共捣烂作七块，葱汤逐块送下，盖暖取汗，无汗再服葱汤催之，汗出为度。取烂鸡屎涂患立愈。迟则毒归心腑致命。忌行针刺法。

10. 走黄

走黄是疔疮火毒炽盛，早期失治、误治，毒势未能及时控制，走散入营，内攻脏腑而引起的一种全身性危急疾病。《外科证治全生集·走黄》云："疔毒发肿神昏，谓之走黄。"

（1）临床表现

本病发病急，病情重，发展迅速，变化多端。原有疔毒肿势加重，迅速向四周转扩散，皮色由红转为暗红，通常伴有寒战、高热、神昏、谵语、痉厥等。

（2）病因病机

火毒炽盛是发生走黄的关键。

生疔之后，因早期失治，未能及时控制毒势；或因挤压碰伤，或因过早切开，造成毒邪扩散；或误食辛热之药及酒、肉、鱼、腥等发物，或加艾灸，更增火毒，促使火毒鸱张，以致正气不足，疔毒走散，毒入血分，内攻脏腑，而成走黄之病。

（3）治则治法

《外科证治全生集·走黄》云："如在将昏之际，急取回疔散二钱，开水送服。少刻大痛，痛则许救，毒化黄水，痛止命活。"即在神志即将昏迷之际，用温开水送服回疔散治疗。

11. 杨梅结毒

杨梅结毒，即杨梅疮，又谓棉花、广豆、广疮，因形而名。

（1）临床表现

见于上部者，皮肤作痒，筋骨不疼，形小而干，坚实凸起，有似棉子，此证较轻。见于下部者，或先发下疳，或先患鱼口，渐至遍身，大而且硬，湿而后烂，筋骨多疼，小便涩淋，此证较重。

（2）病因病机

本病多与病人熏染或交媾而发。

（3）治则治法

《外科证治全生集·杨梅结毒》云："然其感毒无二，以化毒为贵，熏罨为忌，罨定复发难治。初发以三黄丸，每日五鼓取四钱，热陈酒送服，醉盖取汗。或以泻肝汤，每日早晚轮服。昔书所载升药为丸，雄黄为衣，粥饮送服，或点药条一根，口含冷水之法。后学万不可因此不费药资，致伤人命，自招天诛。如有因服升药，并药条熏罨复发，在五日之内，日服三黄丸，再取忍冬藤、牛蒡草、紫花地丁、白甘菊煎汤当茶时饮。如溃，以渣煎汤，患处日洗两度，接服圣灵丹，可祛毒尽，色转红活，用洞天膏贴收功。如下疳、蜡烛笑等毒，总不离此前治诸法。倘疼痛难忍，以圣灵丹五分，数服奏功。如溃烂，俟毒退痛止，色转红活，当以药撒生肌。如阳物硬而不痿，白精流出，此乃妒精。用破故纸、韭菜子各一两为末，每服六钱，水一碗煎半碗服。如见愈，宜以药剩。倘毒重，服圣灵丹，无不痊愈。"

（4）病案分析

福建客满身广豆，又患横痃，余想横痃乃阴毒阳虚之证，药宜温补；广豆系火毒之证，药宜清解。二证相背，既利于毒，定祸于疽，务使二证皆宜之药，非犀黄丸外无他法。令其每日空心服，酒送三钱，十服二证全愈。后一人毒重，倍服而愈。

按语：本病例讲的是一个福建人本患有杨梅结毒，满身的广豆，又患横痃。王洪绪看后，认为：横痃是阴毒阳虚之证，应该使用温补药，而广豆却是火毒之证，则应该用清解之法。患者所得的二证是相矛盾的，怎样才能使二证都能够得到治疗呢？只能使用犀黄丸，没有其他办法。结果，十服后，二证全消。后来又有一人，其毒更重，于是，就加倍服用犀黄丸，也痊愈了。关键在辨证，证对药准，则当痊愈。

12. 诸疮

（1）临床表现

《外科证治全生集·诸疮》云："其名有脓窠、癞疥、绣球风、猴狮疳、湿风、泾风顽癣、蛀发癣、小儿疳、肥疮、蜡梨、火珠、冻疮、臁疮、烂腿、漆疮诸证。"此文中并未具体说明症状，仅列举出诸疮证之名。

（2）病因病机

《外科证治全生集·诸疮》云："夫疮疥之生，独由于湿。故南方卑下之地，患生最多。"诸疮之生本于湿邪，南方处湿地，故多发。

（3）治则治法

《外科证治全生集·诸疮》云："昔书皆言湿热所致，方中皆用生地凉血，未见医愈一人。且以熏鼍为法，熏虽疮愈，然毒归腹，定成疮癥。"在诸疮治法上，王洪绪反对普遍运用的凉血法、熏鼍法，提出"凡患诸疮，宜戒沐浴，浴则湿气愈重，难以速痊。痊后再戒月余，庶免复发，忌食鸡羊虾蟹，一应发毒新鲜等物及房事"。

癞疥、绣球风：遇此二症，用合掌散二钱，可敷数次痊愈。临用以右手中指罗门，蘸满香油，再在包内蘸药，涂入左手心，合掌数摩。俟药止有气而不见形，将两掌擦疮，每日早晚擦二次，三日扫光，再擦三四日不发。

脓疥门杂：照前法以二美散蘸入手心，合掌摩擦，每日二次，愈后再擦三四日。

脓窠、坐板湿毒、猴狲疳：此等症，以五美散和嫩膏调敷，外以棉纸掩绑，不可动揭。五日后揭下，再敷一二次痊愈。如湿毒痒极，先以金银散敷上，次以前膏加敷。

恶疮极痒：用金银散醋调敷，止痒。如破烂，烂孔痒极者，白蜜调敷。

蜡梨疮：用扫雪散，香油调腻，剃头后，煎滚灰汤温洗，洗后以药敷，敷后不必再洗，日以药敷，至愈乃止。

不痒恶疮：以猪苦胆和金霜散，调敷。

头面肥疮：用结子油，每日早晚拂疮两度，五六日愈。戒食虾蟹等发毒之物及煎炒熬油，食则延开难愈。

烂疮：用乌金膏，照患孔大小，剪如膏药一方，针刺二三十眼，取光面贴孔。日煎紫花地丁汤洗孔，并洗膏二次。三日内毒水流尽，色变红活，以水飞伏龙散撒上，仍用前膏贴外。戒多立行走、房事、食毒物。凡妇人须待月信之后贴起。

漆疮：取杉木屑，煎汤温洗。接以蟹黄、滑石二末，白蜜调敷。

疮癥：以红枣丸四两，用红枣汤送服，服完痊愈。如遇疮癥危甚，不及服药，当觅大蟹四五只，约每重斤余者，令其白汤煮食，饮酒盖暖睡。不两时身上发疮，更狠于前，而癥全消。仍以疮治，或服红枣丸。

火珠：用生萝卜捣烂，好醋浸敷，迟治妨命。

患疮日久：此由体虚毒重。敷药按症酌用。内服神仙枣，四五日可愈。

13. 臁疮

臁疮是指发生于小腿臁骨部位的慢性皮肤溃疡。主要发生于双小腿内、外侧下 1/3 处。其特点是经久难以收口，或虽经收口，每易因损伤而复发，与季节无关。

（1）临床表现

臁疮者，生于两臁，初起发肿，久而腐溃，或浸淫瘙痒，破而脓水淋漓。《外科证治全生集·臁疮》云："生于小腿，男人谓之烂腿，女人谓之裙风。"

（2）病因病机

《外科证治全生集·臁疮》云："因气滞血凝，经年累月，臭烂人憎。初起或由腿上搔破，或生小疮化大。因经热汤汤气所致，或食毒物而成，或用疮疖膏贴，烂成一孔。"王洪绪认为，本病主因气滞血凝，经久而成，其诱因或为搔破小腿处皮肤，或者饮食不慎，或外用膏药不当而成。

（3）治则治法

当以老蟾破腹，蟾身刺数孔，以肚杂代包，填入孔内，蟾身覆盖孔外。每日煎葱椒汤，俟温，早晚各洗一次。以蟾易贴，内服醒消丸，亦早晚二服。三日后，取地丁大力鲜草捣烂填孔，外盖乌金膏，仍以醒消丸口服。如皮中渗出清水，嫩膏加五美散敷。如内发痒，白花膏贴。如内有硬块如石，以生商陆捣烂涂。如孔内常有血出，先以参三七末撒内，次用牛蒡叶、根捣填，俟患口收小，不用草填，日以五宝散撒上，仍以乌金膏贴之收功。倘年老体虚，酌投补剂。

14. 流火

丹毒是患者皮肤突然发红成片、色如涂丹的急性感染性疾病。本病发无定处，根据发病部位有不同的病名。发于小腿足部者，称流火。

（1）临床表现

《外科证治全生集·流火》云："患生小腿，红肿热痛，不溃不烂。"发病急骤，初起往往先有恶寒发热、头痛骨楚、胃纳不香、便秘溲赤等症状。继则局部皮肤见小片红斑，迅速蔓延成大片鲜红斑，边界清楚，略高出皮肤表面，压之皮肤红色减退，放手后立即恢复，亦有压之不退色者。患部皮肤肿胀，表面紧张光亮，触之灼手，触痛明显。一般预后良好，5～6日后消退，皮色由鲜红转为暗红及棕黄色，脱屑而愈。

病情严重者，红肿处可伴发紫癜、瘀点、瘀斑、水疱或血疱，偶有化脓或皮肤坏死。亦有一边消退，一边发展，连续不断，缠绵数周者。患处附近臀核可发生肿大疼痛。

（2）病因病机

素体血分有热，或在肌肤破损处有湿热火毒之邪乘隙侵入，郁阻肌肤所发。

（3）治则治法

世之医家，唯以刀镰出血，或以鳝鱼血涂，总无痊愈之日。时常发作，复镰复涂而已。治法当以矿灰化于缸水内，次日，水面上定结一层如薄冰者，取起，以桐油对调腻厚，每日拂上三次，三四日痊愈，后不复发。医时忌食猪肉。

15. 痔

（1）痔漏

痔漏即肠癖。凡人九窍中有小息肉突起，即如大泽中有小山突出也。不独于肛门一处言痔，故有鼻、眼、牙痔等名。痔分五种，状亦不一，曰牡，曰牝，曰脉，曰肠，曰气。未破谓之痔，已破谓之漏。

肛门边生出数疮，肿而突出，脓溃即散者，牝痔。肠门边露肉如珠，状如鼠奶，沥血流脓者，牡痔。肠口颗颗发痒，且痛且痒，血出淋漓者，脉痔。肛门内结核有血，发寒热，登厕即脱肛者，肠痔。肛门肿痛，遇怒即发，怒息即安者，气痔。酒醉即肿痛流血者，酒痔。色痔相同。每大便有血注不止者，血痔。

（2）外痔

患外痔者，以槐梅膏涂之，痛息，日涂两次，至愈乃止。或用苏合油一两，猩胆、冰片各五钱，槐花粉一两研和，加入洞天嫩膏一两五钱，再研和固贮，勿使泄气，临用取涂，痛息，日涂两次，至愈乃止。内服杜痔丸：地骨皮、生地黄各三两，黄芩、牡丹皮各两半，槐花二两，甘草、焦黄柏各五钱，焦苍术二两，各研细粉，白蜜为丸，每早晚各服五钱。

（3）内痔

候登厕翻出肛外，用温水洗净侧卧，其痔尽出，勿使收入。亦有痔自翻出，大如茶杯，形如一菌，粪从菌心而出，痛极难忍，上面如盆，四边高，中心陷下，如菌根。粪后用鲜枸杞根捣烂，煎汁热熏温洗，洗净以洞天膏摊如菜碗大，中剪一孔，以一边剪开通孔，烘熔圈于菌根，贴于粪门四边，围护好肉，诚恐上药药汁滴于好肉耳。每取枯痔药一二分入杯，津调笔蘸，拂菌之外面四旁，日夜各拂一次。菌之中心，通连肛门，大忌拂药，倘有流入，大痛难当。拂一两日，毒水流出，菌形渐缩而软。再拂一两日，渐硬而黑，菌边日有脱下。用药一钱，内再增朱砂一分，仍用津调，日夜照拂。俟菌缩小黑硬，再拂，拂至菌根自落痊愈。

（三）有阴有阳证门

1. 肺疽肺痈

（1）临床表现

《外科证治全生集·肺痈肺疽》云："诸患易识，独肺中患毒难觉。"指出肺疽不同于常见病，比较难以辨识，甚至病后无明显症状表现。后文又云："两脚骨疼痛者，有脚骨不痛，而舌下生一粒如细豆者，再心口之上，内作微痛，及咳嗽、口干、咽燥，此皆肺中生毒之证也。"即云肺疽患者有两脚内疼痛，或不痛，舌下生细豆大小异物，心前区轻度疼痛，并伴咳嗽、口燥咽干等症状。并引用医书中关于此病的记载，如"口吐臭痰，胸中发腥作痛者，肺痈也"，"余每见此症吐脓，其色皆白，故称肺疽"。

（2）病因病机

王洪绪并未提出此病的病因病机。目前，中医学常将此病分为四个时期：初期、成痈期、溃脓期、恢复期。

初期：因风热（寒）之邪侵犯卫表，内郁于肺，或内外合邪，肺卫同病，蓄热内蒸，热伤肺气，肺失清肃，出现恶寒、发热、咳嗽等肺卫表证。

成痈期：邪热壅肺，蒸液成痰，气分热毒浸淫及血，热伤血脉，血为之凝滞，热壅血瘀，蕴酿成痈，表现出高热、阵寒、咳嗽、气急、胸痛等痰瘀热毒蕴肺的证候。

溃脓期：痰热与瘀血壅阻肺络，肉腐血败化脓，肺损络伤，脓疡溃破，排出大量腥臭脓痰或脓血痰。

恢复期：脓疡内溃外泄之后，邪毒渐尽，病情趋向好转，但因肺体损伤，故可见邪去正虚，阴伤气耗的病理过程，继则正气逐渐恢复，痈疡渐告愈合。若溃后脓毒不尽，邪恋正虚，每致迁延反复，日久不愈，病势时轻时重，而转为慢性。

（3）治则治法

《外科证治全生集·肺痈肺疽》云："世人但知脚痛医脚，咳嗽医嗽，舌下一粒，便以刀刺。且此一粒，患未成脓，定然色淡，患愈亦消，患笃，其色紫黑，如用刀刺立害……又称证有三不治：时吐臭痰，久如粳米饭者不治；呕脓不止者不治；白面变赤者不治。惟呕而脓自出者易治。"王洪绪指出，治疗本病惟地黄、保生、归脾等汤轮流服用，并无预知早治之法，直至吐臭痰发腥，始知肺痈，犹小舟飘入大洋也。用犀黄丸治无不效。

患者有两脚内疼痛，或不痛，舌下生细豆大小异物，心前区轻度疼痛，并伴咳嗽、口燥咽干等症状，可予甘草、桔梗各三钱煎服。如药后症状减轻，可明确为肺部毒患。再以犀黄丸十服，服完痊愈。此法为预防性治疗。

对贫穷患者，王洪绪提出较为经济的治法，"以陈年腌芥菜卤，每晨取半杯，滚豆腐浆冲服。服则胸中一块，塞上塞下，塞至数次，方能吐出，连吐恶脓，日服至愈。凡患此证者，终身戒食鸭蛋、白鲞、红萝卜、石首鱼、著甲鱼，食则复发难生"。

2. 发背

发背，因背部起痈疽称之，又称背痈，其侧边起曰搭手。

（1）临床表现

《外科证治全生集·发背》云："发背，此乃痈疽中大患，缘其患位，对心对肺对脐耳。偏曰搭手，因手可搭而名。红肿痛甚者，应称背痈。"发背是痈疽中较为严重的疾患，因其病发部位正对心、肺、脐，且因手搭后背可触及，故名。对其红肿较严重的，应称为背痈。

（2）病因病机

此病发于背部，为痈之较重者，病因病机与痈相似，多由外感六淫邪毒，或皮肤外伤感染毒邪，或过食膏粱厚味，聚湿生浊，邪毒湿浊留阻肌肤，营卫不和，气血凝滞，经络壅遏，化火为毒而成痈。

（3）治则治法

治法可参前述痈疖治法。然对色白肿痛者，当以流注法治。平塌不痛者，当以阴疽法治。此皆阴发背也。如误服寒剂，误敷凉药，误贴凉膏，定然毒攻内腑不救。

（4）病案分析

案例1：山塘姚姓媛，年二十九岁，小产月余。左肩手搭处先发一毒，周有尺五。患后半月，背脊添出一毒，自上至下，计长一尺三寸，上阔下尖，皆白陷。十日后，始请余治，其势甚笃。连服阳和汤三剂，人能坐起，五剂自能大小便，十二剂其续发者全消。先发之搭手，余地皆消，止剩患顶有脓者，如棋子大，脓足不痛而穿，四日收功。后言背上如负一板，舒转不快。以小金丹十丸，每日二丸，服毕，肌肤不板，神色复元。

按语：发背是痈疽中较为严重的疾患，此患者小产后过食膏粱厚味，聚湿生浊，邪毒湿浊留阻肌肤，气血凝滞，化火为毒而成。其毒二处，范围较大。王洪绪认为病虽重，但当治。故药后效果明显。后期背部不舒，乃毒邪留滞，经脉不畅，故予小金丹治之，渐渐复元。

案例2：木渎镇谈姓妇，背患如碗，初起色白，近以转红，痛甚。时值三伏，余以阳和汤书毕。旁人云：此暑天，缘何用麻雀发表，桂姜之热剂？余曰：此阴证也。彼云：患色转红，阴已变阳。余因其说，恐患家疑惧，立令等候煎服，服后不一时痛息。接服四剂，患消七分，有脓之三分，不痛而溃，五日收功。

按语：此患者亦为背痈，因值暑热季节，有不同意见质疑王洪绪的方药，但王洪绪坚持认为是阴证，必须用温热之药。果然，服药后，立见成效。

3. 脱骨疽

《外科证治全生集·脱骨疽》云："凡手足之无名指，患色白而痛甚者，脱骨疽是也。"

（1）临床表现

手足的无名指颜色发白且疼痛较重；好发于四肢末端，以下肢较为多见；患肢可发凉、怕冷、苍白、麻木，并伴有间歇性跛行，疼痛剧烈；病程较长者，患肢坏死变黑，甚至趾（指）节脱落。现代多认为，此病为发于四肢末端，趾（指）节坏疽脱落的周围血管疾病。

（2）病因病机

本病内由脾气不健，肾阳不足，外受寒湿邪气，内外合邪，致经脉不通而发病。

（3）治则治法

《外科证治全生集·脱骨疽》载述前医多采取手术截肢法。王洪绪认为："殊不知此疽也，大人以阳和汤，小孩以小金丹，最狠者以犀黄丸，皆可以消之。色红者，以热疖、蛇头等法治之。"成人予阳和汤，儿童予小金丹，对病重者，予犀黄丸。

4. 天蛇头

（1）临床表现

《外科证治全生集·天蛇头》云："患生指上，形似蛇头，故名。"可见，本病生于手指头，外形像蛇头一样，局部红肿。

（2）治则治法

红肿者，取白萝卜一段，挖孔，入雄黄三分，蒸半熟套指。或取乌梅仁，嚼烂涂指，及嫩膏涂之皆消。如患色白，小金丹服愈。

5. 耳后锐毒

本病为乳突处痈毒病，多发于耳后，又名耳后发。

（1）临床表现

临床以耳后红肿热痛，或色白不痛为临床症状特征。

（2）治则治法

《外科证治全生集·耳后锐毒》云："宜别阳实阴虚，治无一错。"治疗本病首先要辨别阴阳、虚实，后又进一步细述其治法，"患色白者，以阳和丸与二陈汤同煎服，或以小金丹服消。色如红者，醒消丸服消"。同时，王洪绪还批评一些医生不辨证，一律予清热解毒凉血法治疗，其云："诸书不拘红白，概以元参、牛蒡、连翘、蚕尾、赤芍、银花等七味以治，即色红者尚服不消，倘色白者，服遭其害矣。"

6. 驴眼

此病生于脚骨处，俗称"夹棍疽"。

（1）临床表现

脚面皮肤多起脓头，焮热红肿疼痛，并可扩散至周边，甚至皮肤溃烂，亦有患处红肿不显，色白者。

（2）治则治法

《外科证治全生集·驴眼》云："未溃色白以疽治，红肿以痈治。如溃烂日久，形如驴眼者，莫以臁疮治。当问初起红白，以疽痈别治。"可见，王洪绪对驴眼治疗，先分未溃、已溃，再辨阴阳。未溃色白者，治疗同疽，色红者治疗同痈。已溃者，仍须根据发病初始时患处是否红肿，按疽痈分别治疗。

7. 牛程蹇

如患生脚底之心，名涌泉疽。

（1）临床表现

《外科证治全生集·牛程蹇》云："脚底皮内生一疱，痛难步履。"本病即脚底生一脓疱，疼痛，活动困难。

（2）病因病机

王洪绪认为本病多为阴证，须与发于脚底之涌泉疽鉴别。

（3）治则治法

略去老皮，以生草乌，酒磨涂上，速愈。如患生脚底之心，名涌泉疽，当别红白色治。《外科证治全生集·牛程蹇》记载了本病的外治法，草乌、酒均为辛温之品。

8. 悬痈

悬痈，生于阴囊之后，肛门之前，会阴穴处，人站立时悬状，故名为悬痈，又名海底漏。

（1）临床表现

《外科证治全生集·悬痈》云："患者肛门前、阴茎后，两相交界之处。初起细粒，渐如莲子大，数日后如桃李大，俗呼偷粪老鼠。溃经走泄，即成漏生管，漏久成怯。"本病初发时，肛门前、阴茎后部位有细粒大小突起，逐渐长大可如莲子般大小，甚至可达桃李般大小，局部红肿热痛，易溃破形成瘘管。

（2）治则治法

《外科证治全生集·悬痈》云："诸漏可医，独此难治，治则漏管愈大，致成海底漏不救。在于未成脓时，用生甘草、熟军各三钱，酒煎空心服，一剂即愈。如成脓，以醒消丸愈之。倘患色白者，小金丹愈之。"本病较为难治，未成脓时，以熟大黄、生甘草煎汤空腹口服；已成脓后，以醒消丸治之；红肿不显而色白者，以小金丹治之。

9. 乳痈

乳痈是由热毒入侵乳房而引起的急性化脓性疾病。常发生于1个月以内的哺乳期妇女。

（1）临床表现

乳房局部结块，红肿热痛，溃后脓出稠厚，伴有恶寒发热等全身及局部症状。

（2）病因病机

《外科证治全生集·乳痈》云："妇人被儿鼻风吹入乳孔，以致闭结，名曰妒乳。内生一块，红肿作痛，大谓痈，小谓疖。又，未产谓内吹，已产谓外吹。"王洪绪认为，幼儿鼻风入乳是造成本病的主要病因，乳孔闭结，气血不畅，气血郁结，则生肿块，郁而化热，则色红疼痛。

（3）治则治法

治以疏肝和胃，清热散结。以紫河车草、浙贝各三钱，为末，黄糖拌陈酒服，醉盖取汁。或用炒白芷、乳香、没药各净制，浙贝母、当归身等分为末，每服五钱，酒送，专治乳痈乳疖，一服全消。如溃，以醒消丸酒送一服，以止其痛，外贴洞天膏自愈。倘内吹，忌服醒消。如患色白者，应以流注法治。倘溃烂不堪，以洞天救苦丹按法与服，七日后接以大枣丸，服至收功。

10. 鱼肚痈

（1）临床表现

鱼肚痈生于小腿肚，高肿形如鱼肚，常见小腿肚疼痛，肌肉僵硬，行走不便，局部高肿，色白如鱼肚，疼痛难忍，日渐加剧，甚至成脓。

（2）病因病机

《外科证治全生集·鱼肚痈》云"此乃肉紧筋横"，寒主收引，多因寒邪凝于经脉所致。

（3）治则治法

外以扎药扎上，内以五通、醒消二丸，每日早晚轮服，初起立消。以药咬穿，庶不伤筋，而无缩脚之损。色白者应以疽治，扎药忌用，孕妇亦然。切忌开刀。

（4）病案分析

宜兴冯悠，右足背连小腿转弯处，初起不过烫毒而成烂腿三十余年，四起硬肛，小腿足肿如斗，烂孔可容大拳，有时出血，有时常流臭浆，满室难闻。自以布包如砖一块，以填孔内，否则空痛。时年七十有四，雍正六年，延余治。以老蟾破腹，蟾身刺数孔，以肚杂代包填入孔内，蟾身覆盖孔外。每日煎葱椒汤，俟温，早晚各洗一次。以蟾易贴，内服醒消丸，亦早晚二服，三日后，取紫花地丁、大力鲜草捣烂填孔，外盖乌金膏，仍以醒消丸日服。其肛口外四起硬块，内有皮中渗出清水者，以嫩膏加五美散敷。内有发痒者，以白花膏贴。内有块硬如石者，以生商陆捣烂涂。因孔内常有血出，先以参三七面撒内，次用紫花地丁、牛蒡叶根捣填。如此二十余日，腿始肿消痒息，其硬块、硬肛皆平，皮色退黑，内肉鲜红，患口收小平浅。仍以紫花地丁等草填口，以五宝散撒上，仍贴乌金膏。因老翁精神不衰，饮食不减，始终不补收功。

按语：此患者病在小腿，病程日久，已经 30 余年，形成小腿烂疮。王洪绪诊后，认为：患者病虽久，且年已古稀，但精神不衰，饮食不减，故信心满满。以蟾敷、药洗、膏敷、内服等多种方法轮换使用，终至功成。

（四）咽喉口舌门

《外科证治全生集·咽喉口舌门》云："咽喉之地，最为急症。顷刻而痛难忍者系寒，婉转而痛方胜者系热，犹之雷电之焰因阴生，燎原之火由渐著。《黄帝内经》云：骤起非火，缓发非寒。虚寒实热，识透者获济。是在明达之士，知所区别，乃随所施而无误耳。"

1. 喉痹

（1）临床表现

《外科证治全生集·喉痹》云："痹者，不仁也，骤起也，危险之证。痰在喉中作响，响如打鼾，舌色白而不肿。"喉痹即咽喉部麻木不仁，多起病较急，最为危险之证。常见表现为喉中痰鸣作响，响声巨大如雷，舌色白，无肿大。

（2）病因病机

论其病因，大多数医生认为此病为肺色绝，救治困难。王洪绪认为此病多因误治，过服寒凉药物所致。《外科证治全生集·喉痹》云："盖缘误服寒凉，以致死耳。"

（3）治则治法

治当温阳散寒。当以桂姜汤缓缓咽下，可以立愈。桂姜汤专治顷刻而起，用肉桂、炮姜、甘草各五分，共归碗内，取滚水冲入，仍将碗置于滚水，掉药口许，漫以咽下立愈。或以生川附切片，涂以白蜜，火炙透黑，收贮，临用取如细秫一粒，口含咽津，亦立刻痊愈。先以鹅毛蘸以桐油，入喉卷之，痰出服药。

（4）病案分析

案例1：一壮年新婚百日，妻住母家，满月方回。时值酷暑，因交接后贪凉，五鼓时喉痛气逆，寒热交作。余问之，则曰三日前喉间略有微痛，今早五鼓肿痛更甚。视其小舌肿如拇指，知系心肾虚火，交接后经风，风火两闭之恙。若用发表，虚上加虚；若投寒剂，风火被罨。即用前胡、紫苏子、连翘、玄参、赤芍、浙贝母、甘草、桔梗八味煎服，立愈。

案例2：南濠一匠，半夜请治喉证。问之不能答，旁人云：昨吃晚饭好好，唱歌作乐，睡着后，忽喉痛而醒。余以炙附如细秫一粒，放于舌上，咽津数口，痊愈。

按语：喉痹一病，最为急症，处置不当则危矣。王洪绪认为此病多因受寒，或误治，或过服寒凉药物导致。上述病例皆说明此。其皆为夜间入睡受寒，所治之法温阳散寒，或内服，或涌吐，或口含，法正药精立效。

2. 乳蛾

乳蛾，又名喉蛾，是以咽痛或咽部不适感，喉核红肿，表面有黄白脓点为主要特征的咽部疾病。

（1）临床表现

《外科证治全生集·乳蛾》云："其形圆如箸头，生于咽喉关上者轻，生于关下者重。或左有右无曰单，左右皆有曰双。双者轻，单者重。"喉痈是咽及其邻近部位的痈肿，以咽喉红肿疼痛、吞咽困难为主要特征。本病有单发、双发之别，双发者病情较轻，单发者较重。

（2）**病因病机**

咽喉为肺胃之门户，故本病多由肺胃热盛上攻所致。

（3）治则治法

以土牛膝绞汁，含口慢咽。如无鲜者，用天名精丸化服亦可。

3. 喉癣

（1）临床表现

咽喉部不闭不肿，喘息如常，稍微感觉疼痒，妨碍饮食。

（2）**病因病机**

《外科证治全生集·喉癣》云："本虚多郁者患之。"故本病病机多体虚多郁，虚火上炎。

（3）治则治法

用雪梅丸噙含，每日一丸，十日可愈。雪梅丸，用冰片牛黄各一分，胆矾三倍八雄精，白梅三枚去其核，雄黄硼茶山豆根，七味药粉三钱七，入梅共捣作丸噙，为丸十个含十日，喉癣方中独此尊。此病忌刺畏补。

4. 喉珠

（1）临床表现

咽喉部悬雍垂出现一根如头发样的红线，线底部悬挂一黑色的疱，大小如樱珠，阻挡在咽喉部。如《外科证治全生集·喉珠》云："系脑门生一红线如发，悬一黑疱，大如樱珠，挂至咽门，如用刀点即死。"

（2）治则治法

取土牛膝活根捣汁，以好醋二三滴和匀，滴入鼻中三四次，丝断珠破，吐出瘀血立愈。

5. 缠喉风

（1）临床表现

《外科证治全生集·缠喉风》云："喉内热结，喉外肿绕，且痒且麻者是。喉内之痰塞满，舌有痰护，此痰不出牙齿，作响如齁。"本病可见咽喉肿痛、麻痒，喉中痞塞感，伴有异响，如同齁声。

（2）病因病机

唯喉痹误服凉药，有此证也。如再迟，痰塞鼻内，气无出入即死。

（3）治则治法

对痰堵塞气道的证候，取鹅毛一根，蘸桐油厘许，入喉一卷，痰随油吐，以桂姜汤愈之。如于道路无人店之处，药未备在者，遇有喉证，取针刺其两指少商穴，无药即愈。

（4）病案分析

无锡村妇，年三旬，五月望日下午，腹饥，正取面食，将举箸，忽喉痛难食。彼地一医，以射干、赤芍、连翘、黄芩、花粉、牛蒡等煎服，服即痰升满口，响若齁声，痰不出齿，口有痰护。余问：始知骤起，况服凉药增险，此阴寒无疑。但痰塞一口，万难进药。即取鹅羽蘸桐油厘许，入喉一卷，痰随羽出，吐有升许。以肉桂、炮姜、生甘草各五分，入碗内，以滚水冲浸，以碗仍置汤中，用匙取药，与咽一口，病者即称好了，连呷三四口即愈。

按语：此患因喉痛请医而服寒凉之药，喉痛加重，痰升满口，响若齁声。王洪绪诊后，认为此病由喉痹误服寒凉药物来得，如医治不及时，痰堵塞气道，可窒息而死亡。故以鹅羽蘸桐油入喉引吐，痰出，再服姜桂汤。

此汤，不宜煮，应取滚水冲，此为取药之轻清温通之气而治之。

（五）杂证门

王洪绪在《外科证治全生集》中，不仅记载了关于外科的许多病证及治疗方法，还有许多内科杂证，且疗效很好。其云："所有家秘内科杂症，亦药到病愈，万无一失，尽录于下，以添病者速愈之益尔。"

1. 内科

（1）咳嗽

咳嗽是指外感或内伤等因素，导致肺失宣肃，肺气上逆，冲击气道，发出咳声或伴咳痰为临床特征的一种病证。历代将有声无痰称为咳，有痰无声称为嗽，有痰有声谓之咳嗽。临床上多为痰声并见，很难截然分开，故以咳嗽并称。

①临床表现

肺气不清、失于宣肃、上逆作声而引起咳嗽为本病证的主要症状。

由于感邪的性质、影响的脏腑、痰的寒热、火的虚实等方面的差别，咳嗽有不同的临床表现。咳嗽的病程，有急性咳嗽和慢性咳嗽。咳嗽的时间，有白日咳嗽甚于夜间者，有早晨、睡前咳嗽较甚者，有午后、黄昏、夜间咳嗽较甚者。咳嗽的节律，有时作咳嗽者，有时时咳嗽者，有咳逆阵作、连声不断者。

咳嗽的性质，有干性咳嗽、湿性咳嗽。咳嗽的声音，有咳声洪亮有力者，有咳声低怯者，有咳声重浊者，有咳声嘶哑者。咳痰的色、质、量、味等也有不同的临床表现。痰色有白色、黄色、灰色甚至铁锈色、粉红色等。痰的质地有稀薄、黏稠等。有痰量少甚至干咳者，有痰量多者。痰有无明显气味者，也有痰带腥臭者。

②病因病机

咳嗽分外感咳嗽与内伤咳嗽，外感咳嗽病因为外感六淫之邪；内伤咳嗽病因为饮食、情志等内伤因素致脏腑功能失调，内生病邪。

③治则治法

咳嗽的治疗应分清邪正虚实。外感咳嗽，为邪气壅肺，多为实证，故以祛邪利肺为治疗原则。根据邪气风寒、风热、风燥的不同，应分别采用疏风、散寒、清热、润燥治疗。内伤咳嗽，多属邪实正虚，故以祛邪扶正，标本兼顾为治疗原则，根据病邪为"痰"与"火"，祛邪分别采用祛痰、清火为治，正虚则养阴或益气为宜，又应分清虚实主次处理。

咳嗽神效方：杏仁一两，泡去皮尖，内有双仁者弃之。买新乳钵、新研捶，将杏仁捣烂如泥，分为三服，每服内加冰糖三钱，共入盖碗，用泉水煎滚冲入，盖片刻俟温，连杏仁末服下。早晚各一次，三服而愈。如以杏仁同煎，无效。

（2）冷哮

哮病是由于宿痰伏肺，遇诱因或感邪引触，以致痰阻气道，肺失肃降，痰气搏击所引起的发作性痰鸣气喘疾患。以发作时喉中哮鸣有声，呼吸气促困难，甚至喘息不能平卧为主要表现。

①临床表现

痰阻气道，肺失肃降，痰气搏击引起的喉中哮鸣有声，呼吸急促困难，甚则喘息不能平卧等，是哮病的基本证候特征。本病呈发作性，发作突然，缓解迅速，一般以傍晚、夜间或清晨为最常见，多在气候变化，由热转寒，及深秋、冬春寒冷季节发病率高。发作前或有鼻痒、咽痒、喷嚏、流涕、咳嗽、胸闷等先兆症状。发作时病人突感胸闷窒息，咳嗽，迅即呼吸气促困难，呼气延长，伴有哮鸣，为减轻气喘，病人被迫坐位，双手前撑，张口抬肩，烦躁汗出，甚则面青肢冷。发作可持续数分钟、几小时或更长。

②病因病机

哮病的发生，为宿痰内伏于肺，每因外感、饮食、情志、劳倦等诱因而引触，以致痰阻气道，肺失肃降，肺气上逆，痰气搏击而发出痰鸣气喘声。冷哮为内有痰饮，外感寒邪，寒邪引动内饮而发。

③治则治法

发作时治标、平时治本是本病的治疗原则。

冷哮方：淡豆豉一两，白砒一钱。皆为末，用饭三钱研烂，入末为丸，如萝卜子大。每取七粒，白汤送下。童子服，可除根。有年者经寒即发，服可把定不哮。

（3）胃脘痛

胃脘痛是由于胃气阻滞、胃络瘀阻、胃失所养、不通则痛导致的以上腹胃脘部发生疼痛为主症的一种脾胃肠病证。胃脘痛又称胃痛。

①临床表现

胃脘痛的部位在上腹部胃脘处，俗称心窝部。其疼痛的性质表现为胀痛、隐痛、刺痛、灼痛、闷痛、绞痛等，常因病因病机的不同而异，其中尤以胀痛、隐痛、刺痛常见。可有压痛，按之其痛或增或减，但无反跳痛。其痛有呈持续性者，也有时作时止者。其痛常因寒暖失宜、饮食失节、情志不舒、劳累等诱因而发作或加重。本病证常伴有食欲不振、恶心呕吐、吞酸嘈杂等症状。

②病因病机

胃脘痛的病因主要为外感寒邪、饮食所伤、情志不遂、脾胃虚弱等。

③治则治法

胃脘痛的治疗，以理气和胃止痛为基本原则。

胃脘痛方：取鲜活乳汁草，即蒲公英，放瓦上炙枯黑存性，研末，每取五分，烧酒调丸口含，再以烧酒送咽，痛息，接服五日痊愈。戒食生冷。又方：红坊内好红花四分，枣头十枚，入水二碗，煎至枣熟去花，食汤枣。连服二十日，永远除根。

胃寒呕吐黄水方：生姜一斤，捣取汁碗许，入广胶、乳香、没药末各五钱，同煎胶化，离火。取药摊作三四大膏，令贴胃脘痛处，以绢绑缚三个时，然后取周岁孩鞋两只，炉上烘极热轮熨，熨至膏硬，再易膏贴，再绑三时，熨，至愈而止。后服熨胃丸。厚朴三斤切片，姜二斤，姜带原皮，五升水煮，去姜留朴焙干，生甘草二两，干姜四两，依前再煮，煮干，去草留姜、朴炒燥，共为细粉。黑枣姜汤煮，取枣去皮核捣为丸，晒干服。

翻胃初起方：陈皮土炒黄，香脆为度，研为粉，每空心服三钱。

（4）痞癖

①临床表现

痞癖是胃痞病的一种，以脘腹满闷不舒为主症的病证，以自觉胀满、触之无形、按之柔软、压之无痛为临床特点。

②病因病机

腹正中，胃脘部及腹部两侧气机不畅，气血运行不通。

③治则治法

凡患痞癖之处，肌肤定无毫毛，须看准以笔圈记。用香油一斤，密陀僧六两，阿魏五钱，羌活一两，水红花子、麝香各三钱，熬膏退火摊贴，新起者一膏可消，年久者两张而愈。内服克坚酒：用水红花子研末三钱，浸火酒二斤。时刻呷，至愈乃止。

（5）老年便燥

便秘是指由于大肠传导功能失常导致的以大便排出困难、排便时间或排便间隔时间延长为临床特征的一种大肠病证。

①临床表现

本病表现为或粪质干硬，排出困难，排便时间、排便间隔时间延长，大便次数减少，常三五日、七八日，甚至更长时间解一次大便，每次解大便常需半小时或更长时间，常伴腹胀腹痛，头晕头胀，嗳气食少，心烦失眠等症；或粪质干燥坚硬，排出困难，排便时间延长，常由于排便努挣导致肛裂、出血，日久还可引起痔疮，而排便间隔时间可能正常；或粪质并不干硬，也有便意，但排便无力，排出不畅，常需努挣，排便时间延长，多伴有汗出、气短乏力、心悸头晕等症状。

②病因病机

便秘的病因是多方面的，老年便秘多为肠道阴津不足导致。

③治则治法

润下通便。老年人或患痢毒，大便燥结。取杏仁、松子仁、大麻子仁、柏子仁各三钱，捣烂滚水冲，盖片刻，当茶，即便。如热甚者，加甘蔗汁半杯冲服。

（6）水泻

泄泻是以大便次数增多，粪质稀薄，甚至泻出如水样为临床特征的一种脾胃肠病证。泄与泻在病情上有一定区别，粪出少而势缓，若漏泄之状者为泄；粪大出而势直无阻，若倾泻之状者为泻，然近代多泄、泻并称，统称为泄泻。水泻为泄泻病中的一种。

①临床表现

泄泻以大便清稀为临床特征，或大便次数增多，粪质清稀；或便次不多，但粪质清稀，甚至如水状；或大便清薄，完谷不化，便中无脓血。泄泻之量或多或少，泄泻之势或缓或急。常兼有脘腹不适，腹胀腹痛肠鸣，食少纳呆，小便不利等症状。起病或缓或急，常有反复发作史。

②病因病机

导致泄泻的病因是多方面的，常由外感寒热湿邪，内伤饮食情志，劳倦，脏腑功能失调等诱发或加重。从而导致脾虚湿盛，脾失健运，大小肠传化失常，升降失调，清浊不分，而成泄泻。

③治则治法

根据泄泻脾虚湿盛，脾失健运的病机特点，治疗应以运脾祛湿为原则。焦白术、苍术各二钱，山楂炭、厚朴、广陈皮土炒黄脆，各一钱，车前草二钱，焙捣同煎。

（7）红白痢及休息痢

痢疾是因外感时行疫毒、内伤饮食而致邪蕴肠腑、气血壅滞、传导失司，以腹痛腹泻、里急后重、排赤白脓血便为主要临床表现的具有传染性的外感疾病。

①临床表现

痢疾以腹痛腹泻、里急后重、便下赤白脓血为主要表现，但临床症状轻重差异较大。轻者，腹痛不著，里急后重不明显，大便每日次数在十次以下，或被误诊为泄泻；重者，腹痛、里急后重均甚，下痢次数频繁，甚至在未出现泻痢之前即有高热、神疲、面青、肢冷以至昏迷惊厥。多数发病较急，急性起病者，以发热伴呕吐开始，继而阵发性腹痛、腹泻，里急后重，下痢赤白黏冻或脓血。也有缓慢发病者，缓慢发病则发热不甚或无发热，只有腹痛、里急后重、下痢赤白黏冻或脓血的主症，下痢的次数与量均少于急性发病者。急性发病者，病程较短，一般在两周左右；缓慢发病者，病程较长，多数迁延难愈，甚至病程可达数月、数年之久。

②病因病机

感受疫毒时邪，主要感受暑湿热之邪，痢疾多发于夏秋之交，气候正值热郁湿蒸之际，湿热之邪内侵人体，蕴于肠腑，乃是本病发生的重要因素。

③治则治法

痢疾的治疗，热痢清之，寒痢温之，初痢则通之，久痢虚则补之。寒热交错者，清温并用；虚实夹杂者，通涩兼施。赤多者重用血药，白多者重用气药。

凡痢不拘红白，忌服川连，服则倒胃不生。腹痛而痢者，后方一服立愈，倘增减定不效。车前子炒研二钱，槟榔、厚朴、山楂炭、陈皮、滑石、甘草各一钱，红曲三钱炒，泽泻、枳实各一钱，灯心草一撮，同煎。另以木香六分酒磨，冲药而服。如发不作痛，唯痢脓血，兼流黄浆，此系平素爱食冷茶水酒，乃滑肠休息痢，积湿之证。凡患者，须取活鳝鱼去肠杂切段，放瓦上炙炭研粉。每服三钱，黄糖拌，热陈酒送下，数服痊愈。不拘老幼，滑肠久痢者神效。忌食水果、水酒、生冷、海参、海蜇等性寒之菜。

（8）黄疸

黄疸是由于感受湿热疫毒等外邪，导致湿浊阻滞，脾胃肝胆功能失调，胆液不循常道，随血泛溢引起的以目黄、身黄、尿黄为主要临床表现的一种肝胆病证。

①临床表现

本病的证候特征是目黄、身黄、小便黄，其中以目黄为主要特征。患病初起，目黄、身黄不一定出现，而以恶寒发热、食欲不振、恶心呕吐、腹胀肠鸣、肢体困重等类似感冒的症状为主，三五日后，才逐渐出现目黄，随之出现尿黄与身黄。亦有先出现胁肋剧痛，然后发黄者。病程或长或短。发黄程度或浅或深，其色或鲜明或晦暗，急黄者，其色甚则如金。急黄患者还可出现壮热神昏，衄血吐血等症。常有饮食不节，与肝炎病人接触，或服用损害肝脏的药物等病史。

②病因病机

黄疸的病因主要有外感时邪，饮食所伤，脾胃虚弱及肝胆结石、积块瘀阻等，其发病往往是内外因相因为患。

③治则治法

治疗大法为祛湿利小便，健脾疏肝利胆。宜用黄疸立效方。

凡患黄疸者，眼白黄，小溲赤，身体软倦，取黄豆生嚼不恶心者是。

用苍耳子、薄荷、木通、绵茵陈各三钱。要用无毫水之陈酒一斤，煎一碗，冲炒砂仁末三钱服。小便赤如血者，加川连一钱同煎，屡用愈人。有曰瘫痪、黄疸皆湿证，应忌酒，殊不知酒本湿也，今做缉湿捕，善识湿穴，领药战湿，非酒不可。如经滴水不效者，何也？酒被水解，捕犹贼阻也。

（9）三日大疟

①临床表现

感受疟邪，邪正交争所致，是以寒战壮热、头痛、汗出、休作有时为特征的传染性疾病，多发于夏秋季。

②治则治法

疟未至之先，用阳和解凝膏，布摊贴背心。用常山、云苓、官桂、甘草、槟榔各三钱，小黑豆四十九粒，酒、水各二碗，煎至二碗，当晚先服一碗，盖暖而睡。留一碗，次日约疟至两个时前顿热服，盖暖卧，待疟至。疟至亦轻，亦有当日而愈。愈后忌房事，戒食生冷、劳碌风霜，忌食鸡、羊、牛肉、鸡子、鸭卵、白扁豆半月。永截不发。

（10）痴癫症

①临床表现

其轻者可见寡言少语，反应迟钝，善忘等症；重则表现为神情淡漠、终日不语、哭笑无常、分辨不清昼夜、外出不知归途、不欲食、不知饥、二便失禁等，生活不能自理；以精神抑郁、表情淡漠、沉默痴呆、喃喃自语、出言无序、静而多喜少动为特征的一种常见多发的精神病。

②病因病机

痴呆，多由七情内伤、久病年老等病因，导致髓减脑消，神机失用而致；癫病是由于情志所伤，或先天遗传，导致痰气郁结，蒙蔽心窍，或阴阳失调，精神失常。

③治则治法

凡患痴癫，或羊头风等症，缘心窍中痰迷所致。取橄榄十斤敲损，入沙锅煮数滚，去核，入石臼捣烂，仍入原汤煎腻出汁，易水再煎，煎至无味去渣，以汁共归一锅，煎浓成膏，用白明矾八钱，研粉入膏搅和。每日早晚各取膏三钱，开水送服。或初起轻者，取橄榄咬损一头，蘸矾末入口嚼咽，橄榄之味更美，至愈乃止。

（11）吐血

①临床表现

血从口中吐出，常夹有胃内容物。

②病因病机

脉络损伤或血热妄行时，引起血液溢出脉外而形成血证。

③治则治法

吐血立愈方：凡吐血多者，觅三四两重大当归一只，全用切细，取好陈酒一斤，慢火煎至一满碗，置于锅中，以温为妙。候将要吐尚未吐，口中有血含住，取药一口，连血咽下。即此一剂而愈，后不再发。每有医家议云：吐血尚要戒酒，岂可酒煮当归而服？服则血喷不止，如之奈何？殊不知当归二字之解，当者当其时；归者引血归经也，全用主引血归经。此方乃余家世传，活人多多，从无一误。

（12）梦遗

梦遗指在梦中遗精。遗精是指因脾肾亏虚，精关不固，或火旺湿热，扰动精室所致的以不因性生活而精液频繁外泄为临床特征的病证。

①临床表现

不因性生活而精液频繁外泄，每周两次以上，或在睡中有梦而遗，或在睡中无梦而遗，或有少量精液随尿而外流，甚者可在清醒时自行流出，常伴有头晕、耳鸣、健忘、心悸、失眠、腰酸膝软、精神萎靡，或尿时不爽、少腹及阴部作胀不适等症状。

②病因病机

本病的发病多由于房室不节、先天不足、用心过度、思欲不遂、饮食不节、湿热侵袭等所致。

③治则治法

本病应结合脏腑，分虚实而治。实证以清泄为主，心病者兼用安神；虚证以补涩为主，属肾虚不固者，补肾固精；劳伤心脾者，益气摄精；肾阳虚者，温补肾阳；肾阴虚者，滋养肾阴，其中重证患者，宜酌配血肉有情之品以补肾填精。阴虚火旺者，治以滋阴降火。

六味地黄汤，减去泽泻，增龙骨三钱，生研水飞，莲须一两，芡实二两，线胶四两，用牡蛎熟粉，炒胶成珠，去蛎磨粉，同前药蜜丸。每日早晚，各取四钱，鹿衔草煎汤送服。

（13）小便闭

小便闭，即癃闭，是由于肾和膀胱气化失司导致的以排尿困难、全日总尿量明显减少、小便点滴而出，甚则闭塞不通为临床特征的一种病证。

①临床表现

本病以排尿困难、全日总尿量明显减少，甚至小便闭塞不通、点滴全无为主要临床表现。起病或突然发生，或逐渐形成。

一般在癃的阶段表现为小便不利，排尿滴沥不尽，或排尿无力，或尿流变细，或尿流突然中断，全日总尿量明显减少；在闭的阶段表现为小便不通，全日总尿量极少，甚至点滴全无，或小便欲解不出，小腹满胀，状如覆碗。尿闭可突然发生，亦可由癃逐渐发展而来。病情严重时，尚可出现头晕、胸闷气促、恶心呕吐、口气秽浊、水肿，甚至烦躁、神昏等症。尿道无疼痛感觉。

②病因病机

三焦气化不利，或尿路阻塞，导致肾和膀胱气化失司。

③治则治法

癃闭的治疗应根据"六腑以通为用"的原则，着眼于通，即通利小便。

此症乃气闭，非大小便不分也。医家往往用泽泻、木通、车前、猪苓等药，全无一效。以归身一两，川芎五钱，柴胡、升麻各二钱半，水二碗，煎八分，一服即通。曾救多人，或孕妇及老年之人，加人参一钱。

2. 妇科

（1）不孕

①临床表现

不孕是指育龄夫妇同居一年以上，有正常性生活，未避孕而不能受孕。既往从未有过妊娠者称原发性不孕，曾有过妊娠而后不孕者称继发性不孕。

②治则治法

归身、川芎、吴茱萸各一钱，熟地黄、制香附各半钱，白芍、茯苓、牡丹皮各八分，延胡索、陈皮各七分。

若经水先期者，色必紫，加条芩八分。过期者，色必淡，加官桂、干姜、熟艾各五分。

不论先期、落后，每服加生姜三片，水一碗半，煎八分，俟经水至日，空心服起。以渣再煎，临卧服。一日一剂，服至经止两三日，交媾即孕。

经期准而不孕者，以续断、沙参、杜仲、当归、益母草各二钱，川芎一钱，砂仁炒研五分，制香附二钱，橘红一钱，红花三分。至期服四剂，下期再服而孕。

凡痛经不受胎者，取丹参晒干磨粉，日以二钱，温陈酒送服。两月内即孕，无有不灵。

（2）求嗣得孕说

昔褚澄言：男精泄于先，而女精后至，则阴裹阳，主男孕。如女精泄于先，而男精后至，则阳裹阴，主女孕。又言：月信初尽，其浊气未清而交媾，即女。务待经止两足日，则女体虚而浊气尽，再男人保养月余，阳胜于阴，定成男孕……凡疾风暴雨，或醉饱，或服春药而受胎者多夭。必俟天气清明，日暖风和，明星朗月而受胎者多富贵。倘时令不正，或迷雾气怒而受胎者，多愚蠢贫贱。或雷电之后而受胎者，定生怪状一物。凡求嗣者须知。

3. 儿科

（1）小儿冷疳

小儿面黄腹大不泻，得食易吐，名曰冷疳。症多不泻，食多吐。用丁香七枚研末，乳调，蒸三四次，姜汤送服。若吐泻相兼者，橘红、丁香各等分，为末，蜜丸如黄豆大，米汤下。不泻仅吐者，半夏姜汤浸煮，晒干磨粉，对丁香、橘红末，姜汁糊丸。姜汤送下，吐立止。

（2）小儿虫症

槟榔六两，黑牵牛仁二两，白牵牛仁二两，为末，每取二钱，黑糖拌食。幼孩服钱半，虫可祛尽。治红虫可用乌梅两枚，花椒三十粒，煮汤吞服二钱。治肉鳖寸虫，用青皮、楝树根肉，蒸透晒干再蒸，白糖拌食，每服一钱。幼孩服六分，其虫自绝。

（3）小儿夜啼

因穿盖过暖，并父母同床，热极所致。谚云：若要小儿安，常带三分饥与寒。取鸡屎涂儿脐中，男雌女雄最妙。或用真犀黄、飞朱砂各五厘，研和，涂舌上立止。

（4）急慢惊风

砂雪丸，用青蒿节间虫，状如小蚕，七月内有，久亦成蛾。将虫七个，全蝎三个，捣和朱砂、轻粉各五分，共研细末，捣和为丸，丸粟粒大，一岁一丸，临用取一丸研细，乳汁调服。诗云：一半朱砂一半血，其功全在青蒿节……

（5）小儿目疾

黄连、柴胡各一钱，研末，人乳调涂涌泉穴，男左女右，红赤自无。

又方：痘后眼内有星翳，取杭州胭脂泡水，铺纸水上。以新笔在纸上蘸水，一日拂三次，三日愈。迟治带疾。

（6）小儿浮肿

一童十一岁，手足臂腿及指头面，遍身浮肿，数日后，日增沉重，以致气喘不能眠。一客令觅黄皮柑子一枚，同酒酿二斤，煎至将干，去柑内核，取柑连酒酿食。食两次全愈。

4. 眼科

（1）赤眼淹缠

杜仲、厚朴、桑白皮、槟榔各一钱，取雄鸡肺一个，忌经水，去红筋，入白酒酿六两，隔汤炖熟去渣。以汤肺食下，隔两日再服，三次全愈。

（2）天丝入目

捉肥虱二十余，将虱用针戳破，令人仰卧，捏虱血滴入眼内，少刻天丝抱虱血而出。

（3）尘屑入目

吐津于石砚上，以人指甲磨浓汁，用骨簪蘸点眼内，不一刻一抹而出。

二、常用医方

王洪绪用以治疗疳病的方药颇有特色。其中，内服方药，有丸、汤、散、药粥；外治法，有外洗、膏贴、散敷、鹅毛探吐、搽油、艾灸等。具体治疗上，内外治法常联合运用。治疗时，在用药方法上，因人制宜。如体虚年老者，投参、芪、草，皆炙。如体旺家贫者，方中无人参亦易收功。倘小儿患流注，治疗时，不能服煎剂者，初起以小金丹化服。倘幼儿患瘰疬，治疗时，不善服丸，取小金丹，隔布敲细入杯，取冷陈酒三四匙浸化，用银物研，临卧以热陈酒冲服使醉，盖暖取汗，服消乃止。考虑到各方面的情况，以利于治病、利于服下药物为宜。以下就此做简要介绍。

（一）煎剂类

1.阳和汤

组成：熟地黄一两，麻黄五分，鹿角胶三钱，白芥子二钱（炒研），肉桂一钱，生甘草一钱，姜炭五分。

功效：温阳补血，散寒通滞。

主治：此方主治骨槽风、流注、阴疽、脱骨疽、鹤膝风、乳岩、结核、石疽、贴骨疽及漫肿无头，平塌白陷，一切阴凝病证。

方解：方中重用熟地黄，滋补阴血，填精益髓；配以血肉有情之鹿角胶，补肾助阳，益精养血，两者合用，温阳养血，阴中求阳，以治其本，共为君药；肉桂、炮姜温中助阳；白芥子祛湿化痰，少佐麻黄，宣通经络，与诸温和药配合，可以开腠理，散寒结，引阳气由里达表，通行周身。尤其是麻黄得熟地黄不发表，熟地黄得麻黄不凝滞，二药神用在此。甘草生用为使，解毒而调诸药。纵观全方，补血与温阳并用，化痰与通络相伍，益精气，扶阳气，化寒凝，通经络，温阳补血与治本，化痰通络以治标。用于阴疽，犹如阳照当空，阴霾自散，故以"阳和"名之。

2.二陈汤加味

组成：半夏二钱，橘红五钱，茯苓一钱，甘草三分，加白芥子二钱，炒研。

功效：燥湿化痰，理气和中。

主治：湿痰证。

方解：半夏辛温性燥，善能燥湿化痰，且又和胃降逆，为君药；橘红为臣，既可理气行滞，又能燥湿化痰。君臣相配，寓意有二：一为不等量合用，不仅相辅相成，增强燥湿化痰之力，而且体现治痰先理气，气顺则痰消之意；二为半夏、橘红皆以陈久者良，而无过燥之弊，故方名"二陈"，此为本方燥湿化痰的基本结构。佐以茯苓健脾渗湿，渗湿以助化痰之力，健脾以杜生痰之源。白芥子辛温走窜，更长于祛皮里膜外之痰，能疗阴疽漫肿痰核，祛除顽痰，甘草为佐使，健脾和中，调和诸药。

3. 夺命汤

组成：金银花、草河车、赤芍、细辛、蝉蜕、黄连、僵蚕、防风、泽兰、羌活、独活、青皮、甘草等分。

功效：清热解毒透疹。

主治：一切疔毒痈肿。

方解：方以金银花为君，清热解毒，散痈疗疮；臣以草河车、黄连，助其药效；羌活、独活、防风、细辛，祛风解表止痛；蝉蜕解表透疹，僵蚕化痰散结；热毒入于血分，则局部红肿热痛，甚至溃烂，以赤芍清热凉血，散瘀止痛，伍泽兰增其行瘀之功；青皮破气行气，气行则血行；甘草既可清热解毒，又可调和诸药。

4. 败毒汤

组成：连翘、赤芍、金银花、当归尾、黄芩、天花粉各二钱，甘草节一钱。

用法：取水、酒各一碗，煎半服，送醒酒丸，立消。小孩减半，煎化丸服。唯疔忌用酒煎，此外药内不可缺（酒）。

功效：清热解毒，消痈散结。

主治：红肿成痈，初起服用效佳。

方解：方中金银花、连翘清热解毒，消肿散结；苦寒之黄芩清热燥湿，泻火解毒，助银翘之力；热毒灼伤血络，热易伤津，佐天花粉清热生津，并可消痈排脓；热灼血络，脉络瘀阻，以当归尾补血活血；新血不生则瘀血不去，赤芍清热凉血，散瘀；上述多为寒凉药，以甘草调和寒性，并有清热解毒之功。

5. 喉证方

组成：紫苏子、前胡、赤芍、甘草、桔梗各二钱，玄参、连翘、浙贝母各一钱半。

功效：疏风清热，化痰散结。

主治：风火喉闭，锁喉风。

方解：连翘疏散风热，解毒散结为君；桔梗、前胡解表利咽，祛痰；浙贝母助化痰之功；紫苏子理气，助肺之宣发肃降，气机通达则水道通调，以绝生痰之源；风热上攻多入于血分，赤芍、玄参清热凉血，并有利咽之功。

6. 骨鲠方

组成：缩砂、草果、威灵仙。

用法：用清水砂糖共煎，连服三四碗，骨化为涎。

功效：理气消鲠。

主治：骨鲠在喉证。

方解：威灵仙走散通利，又可消骨鲠；佐砂仁理气；草果气味特殊，具辛温之性，助鲠消后走散。

7. 舌上出血或鼻衄方

组成：白茅根、车前子、血余炭。

用法：三物为末，吹擦即止。以煎服治溺血。鼻衄，龙骨末吹入，立止。

功效：凉血止血。

主治：溺血、衄血等血热出血证。

方解：白茅根清热凉血止血，用治血热妄行的多种出血证；血余炒炭入药，有止血消瘀之功，助白茅根止血；车前子清热利尿，小便通利则热随之下。

8. 龙胆泻肝汤

组成：龙胆、归尾各二钱，金银花、天花粉、连翘、黄芩各一钱半，牡丹皮、防风、木通、知母、甘草各一钱。

功效：泻肝泻火，清利湿热。

主治：肝经湿热证。

方解：方中龙胆善泻肝胆之实火，并能清下焦之湿热为君；黄芩、牡丹皮、金银花、连翘、知母苦寒泻火；木通清热利小便，使湿热从小便而解，均为臣药；肝为藏血之脏，肝经有热则易伤阴血，故佐以生地黄、当归、天花粉养血益阴；甘草调和诸药为使。诸药配合成方，共奏泻肝胆实火、清肝经湿热之功。

9. 六味地黄汤

组成：熟地黄、山药、山萸、泽泻、牡丹皮、云苓。

功效：滋阴补肾。

主治：遗精，并治一切溃烂。不能敛口者，立消。

方解：方中熟地黄滋肾填精为君药，以山萸肉养肝肾而涩精、山药补益脾肾而固精为臣药；三药同用，以达到三阴并补之功；配以茯苓淡渗脾湿，助山药之益脾，且防山药敛邪；泽泻清泄肾浊，防熟地黄之滋腻敛邪，且可清降肾中虚火；牡丹皮清泄肝火，制山萸肉之温，且防酸涩敛邪，共为佐使药。

10. 十全大补汤

组成：人参、黄芪、白芍、白术（漂净，土炒焦）、肉桂、茯苓、当归身、熟地黄、川芎、炙甘草。

功效：温补气血。

主治：阴疽溃后，老年虚弱者可服。

方解：本方是由四君子汤合四物汤，再加黄芪、肉桂所组成。方中四君子汤补气，四物汤补血，更与补气之黄芪、少许温燥之肉桂组合，则补益气血之功更著。唯药性偏温，以气血两亏而偏于虚寒者为宜。

11. 加味四物汤

组成：川芎、白芍、当归身、熟地黄、人参、肉桂、炒白芷、五味子、云苓、生甘草。

功效：益气温阳，补血养血。

主治：毒根。与保元汤同服更妙。

方解：方中以四物汤补血；气能生血，故加人参益气健脾；茯苓、甘草协其健脾，脾气健运，则气血化源充足；肉桂温阳，佐五味子敛气阴，补而不散；炒白芷辛散温燥，消肿排脓，使毒去新生。

12. 加味保元汤

组成：人参、甘草、黄芪、肉桂，芪、草宜用生，忌炙。

功效：解凝敛口，并治根毒，与四物汤同服。

主治：温阳益气。

方解：生黄芪补气升阳，托毒生肌；人参补益脾肺，大补元气；肉桂少量，温暖元阳；甘草益气和中，调和诸药。

（二）丸散类

1. 阳和丸

组成：肉桂一两，麻黄五钱，炮姜炭五分。

用法：各研细末，黄米饭捣烂为丸，服之。

主治：一切阴疽初起，如红痈肿痛者忌服。

2. 犀黄丸

组成：乳香、没药各一两，麝香一钱五分，犀牛黄三分。

用法：共研和，取黄米饭一两捣烂，入末再捣，为丸，忌火烘，晒干，陈酒送下三钱。患生上部，临卧服；患生下部，空心服。

功效：清热解毒，化痰散结，活血消肿，祛瘀止痛。

主治：乳岩、横痃、瘰疬、痰核、流注、肺痈、小肠痈等症。

3. 小金丹

组成：白胶香、草乌、五灵脂、地龙、木鳖各一两五钱，俱为细末，乳香、没药各去油，当归身俱净末，各七钱半，麝香三钱，墨炭一钱二分。

用法：以糯米粉一两二钱，为厚糊和入诸末，捣千捶，为丸如芡实大。此一料，约为二百五十丸，晒干忌烘。固藏，临用取一丸，布包放平石上，隔布敲细入杯内；取好酒几匙浸药，用小杯合盖，约浸一二时，以银物加研；热陈酒送服，醉盖取汗。如流注初起，及一应痰核、瘰疬、乳岩、横痃初起，服消乃止。幼孩不能服煎剂，以一丸子研碎，酒调服之。如流注等证，成患将溃；溃久者，当以十丸作五日早晚服，服则以杜流走，患不增出。但内有五灵脂，与人参相反，不可与有参之药同时而服。

功效：温通经络，散结活血。

主治：治流注、痰核、瘰疬、乳岩、横痃、贴骨疽、善痈头等。

4. 醒消丸

组成：乳香、没药末各一两，麝香一钱半，雄精五钱。

用法：共研极细，取黄米饭一两捣烂，入末再捣，为丸如萝卜子大，晒干忌烘。每服三钱，热陈酒送服，醉盖取汗，酒醒痈消痛息。

功效：活血消肿止痛。

主治：治痈肿圣方，立能消肿止痛，并治鱼肚痈及翻花起肛。

5. 五通丸

组成：广木香、五灵脂、麻黄、乳香、没药。

用法：各净末等分，黄米饭打和为丸，如梧子仁大。另以川芎、当归、赤芍、连翘、甘草煎服，送丸五钱，忌用参剂。

功效：行气活血，化瘀止痛。

主治：凡大痈生于要紧穴道处，将在发威之际，服此甚效。如与三黄丸间服更妙，并治肚痈。

6. 三黄丸

组成：熟大黄三两，乳香、没药各一两，雄精五钱，麝香一钱半，犀黄三分。

用法：以熟大黄酒浸透，入碗隔汤蒸软捣烂，然后以乳、没、雄、麝、犀五末和入，再捣千捶，为丸如梧子大，每服五钱。连服十次，立愈。

主治：此丸专治悬痈、红肿热毒、疼痛大痈、杨梅广疮、结毒等症。

7. 子龙丸

组成：甘遂、大戟、白芥子。

用法：各等分，炼蜜为丸，每日服三次，每次淡姜汤送服三分。但甘遂与甘草相反，断不可同日服之。

主治：瘰疬初起，并治横痃、贴骨疽。

8. 梅花点舌丹

组成：没药、硼砂、藤黄、龙胆、乳香、血竭、葶苈、大冰片、沉香各一钱，蟾酥、麝香各二钱，破大珠子三钱，朱砂、牛黄各二钱。

用法：各研细末为丸，摘出蟾酥，以人乳化开，入末和捣，为五百丸，如绿豆大，金箔为衣。取一丸入葱白内打碎，酒吞，盖暖取汗。

主治：凡红肿痈疖初起，1丸毒消而愈。

9. 代刀散

组成：角刺（炒）、黄芪（炒）各一两，生甘草、乳香各末五钱。

用法：各研细末，每服三钱，陈酒送下，立溃。

主治：痈疽外证。

10. 黎洞丸

组成：牛黄、冰片各二钱半，阿魏、雄黄各一两，大黄、乳香、没药、儿茶、天竺黄、血竭、参三七各二两，山羊血五钱。

用法：各研细末，以山羊血五钱拌，晒干，再磨为粉，加藤黄二两，隔水煮透十余滚，去净浮腻，入末为丸如芡实大。倘药干，可少加熟蜜。丸宜阴干，忌火烘，以黄蜡包裹珍藏。临用破蜡壳取丸，陈酒化服。

主治：跌打损伤，肿毒危重之症，内服、外敷皆效。

11. 洞天救苦丹

组成：蜂窠、鼠粪、青皮、楝树子。

用法：取子蜂窠露天者，尖鼠粪、青皮、楝树子立冬后者佳，各等分，瓦上炙，存性为末。等分配准研和。每服三钱，陈酒送服，服后要隔两日再服。

主治：一应久烂不堪，并瘰疬、乳痈、乳岩溃烂不堪者。

12. 大枣丸

组成：大枣、山羊屎。

用法：山羊屎晒干，入锅炒存性，闷熄，磨粉收藏。每遇久烂不堪，将见内腑者，以大枣去皮核，先捣烂如泥，然后入前粉，捶至成丸。每服四钱，用黑枣汤送下。

主治：久烂不堪，将见内腑者，服之立效，并治瘰疬。

13. 神仙枣

组成：红枣二斤，金银花、当归身各一两，甘草三钱，白僵蚕、白芷、乳香末、五倍子、黄芪各五钱。

用法：用水六碗，煎剩一半，取渣再以水六碗，煎至一半，共成六碗，去渣留水，以红枣二斤，煮熟，均四五日食完。

主治：患疮日久，体虚，如疮最重者，外敷疮药，内服此方，更为速效。

14. 红枣丸

组成：白僵蚕、红枣。

用法：先煮红枣三滚，以枣去皮核捣烂，以枣汤洗净僵蚕，弃汤。僵蚕晒干为末二两，同枣捣和，为丸四两，仍用红枣汤送服，服完痊愈。

主治：疮癥。

15. 愈疮枣

组成：红枣三斤，猪板油一斤，陈酒三斤。

用法：共入砂锅煮干，加水三斤，煎至一半，不时取食，暑天均五六次煮。

主治：疮证。

16. 雪梅丸

组成：冰片、犀黄各一分，胆矾三分，雄精、硼砂、山豆根、儿茶各八分，白梅二枚。

用法：共打为丸，均含十日。

主治：喉癣。

17. 圣灵丹

组成：珍珠、犀黄、冰片各一钱，钟乳石二钱，琥珀四钱，劈砂三钱，研粉，飞面四两。

用法：各研极细，匀和，每服五分，煎土茯苓汤调含，再以汤送下。服无不愈。但钟乳石、珍珠、犀黄三物价皆贵重，不可轻减分两。

主治：杨梅、结毒、广疮等症。

18. 回疔散

组成：土蜂窠有子者一两，蛇蜕一条，不经地上者佳。

用法：泥裹火煅存性，研细末，白汤送下二钱。

主治：一切疔毒走黄。

19. 杜痔丸

组成：地骨皮、生地黄各三两，黄芩、牡丹皮各一两半，槐花、焦苍术各一两，焦黄柏、甘草各五钱。

用法：共为细末，白蜜为丸，早晚每次每服五钱，白汤送下。

主治：外痔。

20. 双鳖丸

组成：马蹄鳖二枚，柿饼四两，苦参四两，酒炒川连二两，当归、槐花、荜澄茄各一两，五倍子五钱。

用法：后六味共为细末，另以马蹄鳖二枚，每重八九两，柿饼四两，二味水煮，去鳖骨，捣烂入前药末，打和为丸，空心每服四钱，白汤送下，其管自出。

主治：痔管，使其自出。

21. 退管散

组成：黄荆条、黑糖、陈酒。

用法：黄荆条上子，炙燥为末，每服五钱，拌黑糖，陈酒送下，服至管出乃止，或服双鳖丸亦可。

主治：漏管。

（三）膏药类

1. 阳和解凝膏

组成：香油十斤，鲜大力子梗三斤，活白凤仙梗四两。川附、桂枝、大黄、当归、肉桂、官桂、草乌、地龙、僵蚕、赤芍、白芷、白蔹、白及各二两，川芎四两，续断、防风、荆芥、五灵脂、木香、香橼、陈皮各一两，黄丹七两，乳香、没药末各二两，苏合油四两，麝香一两。

用法：香油十斤，取新鲜大力子梗、叶、根三斤，活白凤仙梗四两。入油先煎至枯，去渣；次日用川附、桂枝、大黄、当归、肉桂、官桂、草乌、地龙、僵蚕、赤芍、白芷、白蔹、白及各二两，川芎四两，续断、防风、荆芥、五灵脂、木香、香橼、陈皮各一两，再煎，药枯，沥渣；隔宿油冷，见过斤两，每油一斤，用炒透黄丹七两搅和，文火漫熬，熬至滴水成珠，不粘指为度。以湿草纸毧火，移锅放冷处，将乳香、没药末各二两，苏合油四两，麝香一两，研细入膏，搅和极匀，出火气，半月后摊贴。

主治：治一应阴疽流注，溃烂不堪，及冻疮毒根等。未溃者，一夜全消；已溃者，三张痊愈。疟疾贴背心立愈。

2. 洞天鲜草膏

组成：大麻油三斤，壮年头发一斤，牛蒡、甘菊、苍耳草根叶、忍冬藤、马鞭草、仙人对坐草各一斤，白芷、甘草、五灵脂、当归各八两，黄丹七两。

用法：先用壮年头发一斤，大麻油三斤，入锅熬至发枯，浮去渣听用；再用活牛蒡、甘菊、苍耳草根叶、忍冬藤、马鞭草、仙人对坐草，各鲜草一斤，再另用油十斤，将各草熬枯沥出；再以白芷、甘草、五灵脂、当归各八两，入锅熬至药枯，出渣；俟油冷，并入前煎头发油，每油一斤，用当时炒透黄丹七两，入于油内搅匀，再熬，至滴水成珠；以两指取膏为丸，而丸不粘指为度。离火俟退火气，以油纸摊膏，听用。如做嫩膏者，每油一斤，入炒透黄丹四两，熬至黑色为度，收起听用。

主治：治一切热毒痈疽、乳疖、乳痈等证。

3. 白玉夹纸膏

组成：麻油四两，松香五钱，白蜡、黄蜡各二钱半，轻粉一两，冰片三分，麝香三分，鸡蛋白一个。

用法：麻油四两，熬至滴水成珠为度，离火；加制松香五钱，白蜡、黄蜡各二钱半，再熬去烟沫，用绢沥清；一加轻粉一两研细，二加冰片三分，三加麝香三分。随搅随加，加搅匀极，增鸡蛋白一个，再搅匀，瓷瓶贮，蜡封口听用。如过两月后，药干则无用。

主治：治夹棍疮、杖伤、刀斧枪棍损伤，为效甚速。

4. 化核膏

组成：大麻油四斤，壁虎十四条，蜘蛛二十八个，蜗牛三十六枚。首乌藤叶、甘菊根、薄荷、牛蒡、苍耳各半斤，连翘、玄参、苦参、白蔹、白芥子、僵蚕、水红花子仁、大黄、荆芥、防风各四两，丁香油一钱，麝香二钱，苏合油一两。

用法：上四味入锅，用油熬枯三物，浮于油面，捞去；再入新鲜首乌藤叶、甘菊根、薄荷、牛蒡、苍耳等草，俱用鲜者各半斤，武火熬至草枯，出渣；俟油冷，再入连翘、玄参、苦参、白蔹、白芥子、僵蚕、水红花子仁，各打碎；大黄、荆芥、防风各四两，浸一宿，再熬至黑枯，以油沥清，见过斤两，熬至滴水不散；将另制木鳖油归入，配炒透黄丹，慢入慢搅，搅匀。文火再熬，熬至滴水成珠，膏不粘指为度；加入丁香油一钱，麝香二钱，苏合油一两，搅匀，退火气，摊贴。

主治：治瘰疬、结核、恶核，贴之即消。倘毒根不除，必以子龙丸日服三次，外贴此膏，方可除根，以杜后发。

5. 白花膏

组成：香油一斤，青槐枝一百段，黄蜡、铅粉各一两五钱，净乳香、没药、儿茶、白花蛇各三钱，樟脑一两，麝香一钱。

用法：青槐枝一百段，入香油熬枯；油至滴水不散，取出枯枝；加入黄蜡、铅粉各一两五钱；离火温时，再下制净乳香、没药、儿茶、白花蛇各三钱，樟脑一两，麝香一钱；同油搅匀成膏，浸水内一宿，摊贴。

主治：治痒极见骨者，并臁疮孔内发痒者。

6. 紫微膏

组成：香油四两，烛油一两五钱，黄蜡一两五钱，铅粉三两，轻粉、乳香、没药、阿魏、白蜡、雄黄、龙骨、珍珠各五钱，儿茶六钱，麝香五钱。

用法：前三物熬至滴水不散，离火；入炒铅粉三两，再入轻粉、乳香、没药、阿魏、白蜡、雄黄、龙骨、珍珠各五钱，儿茶六钱；搅匀远火，再入麝香五钱，成膏听用。

主治：肌不收口。

7. 咬头膏

组成：铜青、松香、乳香、没药、杏仁、生木鳖粉、蓖麻仁各等分，巴豆（不去油，焙用），白砒一分。

用法：上药共打成膏，每两膏内，加入白砒一分，再搅匀。临用取绿豆大一粒，放患顶，用膏掩之，溃即揭下，洗净换膏贴之。胎前产后忌用。

主治：咬穿毒头。

8. 乌金膏

组成：乌铅，每一斤用白砒三钱熔化；次日，铅面刮下者，名曰金顶砒；再以铅熔，浇薄如纸片。

用法：照患孔大小，剪如膏药一方，针刺二三十眼，取光面贴孔上；每日煎紫花地丁草汤洗孔，并洗膏二次。三日内毒水流尽，色变红活，以水飞伏龙散掺上，仍用前膏贴外。戒多立行走、房事、食毒物。凡妇人，须待月信之后贴起。

主治：治烂腿日久不愈者。

（四）敷药类

1. 一笔消

组成：大黄二两，藤黄一两，明矾、蟾酥各五钱，麝香、没药、乳香各二钱。

用法：用蜗牛打烂作锭，晒干，滴醋研磨，以新笔蘸药控患顶，圈围患处，至疖消乃止。

主治：治痈疖。白疽忌用。

2. 拔疔线

组成：卤砂、白丁香、轻粉、乳香、蜈蚣各一钱，血竭、麝香各二钱，金顶砒六分。

用法：上药均研细末。以蟾酥一钱，酒化和，打为丸，作短线形，刺疔出血，插入疔孔。

主治：治一切疔毒。

3. 平安饼

组成：乌梅肉一钱，轻粉五分。

用法：上药同研，不见粉亮为度。如硬，用津润之，断不可用水；研至成膏，照患口大小，作薄饼几个，以贴毒根，外用膏掩，日易一次。俟毒根不痛，落下乃止。

主治：治毒根凸起。

4. 雄脑散

组成：樟脑、腰黄各等分。

用法：共研细末，麻油调敷，每日以荆芥根煎汤洗。

主治：瘰疬。

5. 合掌散

组成：硫黄一两，铁锈一钱，红砒六分。

用法：上药共研极细如面，以葱汁调和，涂入大碗内，勿使厚薄，以碗覆于瓦上，取艾置碗下熏药，将药熏干，敲碗声与空碗声无异为度，将药刮下，再研极细。临用以右手中指罗纹，蘸满香油，在包内粘药，涂入左手心中，两手合掌数摩，只有药气，不见药形，以两手掌擦疮，每日早晚二次，三日扫光；再擦三四日，永不复发。

主治：治遍身癫疥疮毒，并治阴囊痒、绣球风。

6. 二美散

组成：吴茱萸（焙）、硫黄各等分。

用法：研极细如面，照前合掌散法，以香油蘸药，入左手心，合掌磨擦，每日二次。愈后再擦三四日，不发。

主治：治癫疥，脓窠间杂者。

7. 五美散

组成：炒透黄丹、皮硝各一两，硫黄、雄精各三钱，轻粉一钱。

用法：共为细末，入洞天嫩膏调敷，外以棉纸掩绑，不可动揭，五日后揭下，再敷一二次痊愈。如湿毒痒极，先以金银散敷上，次以前膏加敷。

主治：治脓窠坐板、湿毒臁疮、猴狲疳等。

8. 金银散

组成：硫黄一两，银朱五钱。

用法：硫黄一两，入铜器内化熔，银朱五钱，入硫搅和，离火倒油纸上，冷透，取研极细，滴醋调敷止痒。如破烂烂孔极痒者，白蜜调敷。

主治：治恶疮极痒。

9. 扫雪散

组成：独核肥皂分开去核，以洋糖填入，巴豆仁每片加二粒半。轻粉、槟榔末各八分。

用法：将皂仍旧合好，扎紧泥裹，入火，取出去泥研细，加入轻粉、槟榔末各八分，再研，香油调敷。剃头后以滚灰汤洗，以药敷，至愈乃止。

主治：治蜡梨疮。

10. 金霜散（亦名杏仁散）

组成：杏仁三钱（去皮尖），雄黄一钱半，轻粉一钱。

用法：研末，猪苦胆调敷。

主治：治不痒恶疮。

11. 癣酒

组成：本地白槿皮、南星、槟榔各一两，樟脑、生木鳖各五钱，斑蝥三十个，蟾酥三钱。

用法：上药浸滴花烧酒一斤，凡癣证，三日一剃一拂，至愈乃止。

主治：治一切诸癣。

12. 蜈蚣油

组成：活蜈蚣三条，菜油、生木鳖片。

用法：菜油浸三四日，先取生木鳖片浸数日，入锅煮透，取汤洗发，洗后取蜈蚣油搽头，至愈方止。或取草乌切片，炙脆研细，醋调，日搽三次，数日痊愈。

主治：治蛀发癣。

13. 结子油

组成：白明矾、菜油、松香。

用法：白明矾研粉，铺棉纸上，卷作长条，打成结子数个，入菜油内浸透；取油结子放铁筛上，用火烧，结子内所滴下油仍滴于所浸油碗内，烧至焦枯，以诸结研粉，加制松香末约一半，共调油内；日以拂疮，早晚两次，五六日愈。戒食猪肉、虾蟹，并忌煎炒熬油、发毒等物，食则延开难愈。

主治：治头面肥疮。

14. 锦线油

组成：当归、生大黄各一两。

用法：共为细末，麻油调敷，立愈。

主治：治汤火烫。

15. 红油

组成：红砒一钱。

用法：敲细如秫，以麻油一两，煎至砒枯烟绝为度，去砒留油，凡有风之处，每日以烘油擦二三次乃愈。

主治：治鹅掌风及一切风证。

16. 刻欢丸（亦名过街笑）

组成：蟾酥酒化透、五灵脂、麝香各一钱。

用法：研和为丸，约二百粒，新绸包好，丝线扎紧，固藏勿泄香气。每取一丸，咬于痛牙，丸化即愈。

主治：治风火牙痛。

17. 香清饼

组成：生香附、生半夏各等分。

用法：共研细末，蛋白调作饼，贴男左女右涌泉穴，一周时愈。如小儿口内生毒块，不能食乳，俗名螳螂子，用生地酒浸，打烂涂男左女右足心，自愈。

主治：治小儿口疳。

18. 水金散

组成：茅柴根、车前子、血余炭各等分。

用法：为末，吹擦即止。以此煎服，治尿血。鼻衄，加龙骨末吹鼻立止。

主治：治舌上出血、尿血，并治鼻衄。

19. 五宝散

组成：人指甲五钱。

用法：红枣去核，逐枚包入指甲，以长发五钱细扎。同象皮薄片，瓦上炙成圆脆，存性，取出研粉，加麝香一钱，冰片三分，研细和匀，瓷器固贮，临用以少许掺膏上，神效。

主治：可生肌长肉。

20. 推车散

组成：蛣蜋一钱，干姜末五分。

用法：蛣蜋，炙研细末，每一钱，入干姜末五分，再研极细，吹入孔内，次日骨出。若吹过周时不痛者，无骨出矣，则知内无多骨也。

主治：治多骨自出。

21. 山莲散

组成：大活鲫鱼一条，麝香一钱。

用法：将活鲫鱼破腹去肚杂，以山羊屎填实，放瓦上，慢火炙干存性，研末，加麝香一钱，再研，固贮，如溃烂不堪，与内腑只隔一膜者，掺上立效。

主治：治溃烂不堪者。

22. 象皮散

组成：猪身前蹄扇骨十两，象皮一两。

用法：猪身前蹄扇骨十两，煅炭研粉，加入象皮一两，炙炭存性，研末。和匀固贮，凡烂孔如掌大者，以此撒上，至孔收小后，用六和散敷。

主治：治烂孔极大者，并治刀伤跌损，血出不止者。

23. 六和散

组成：海螵蛸、水飞龙齿、象皮炙存性，研极细，血竭、乳香、轻粉各等分。

用法：上药共研细末收贮，或干撒，或用鸡蛋熬油调拂。

主治：治烂孔收小者。

24. 紫金锭

组成：山慈菇（去皮净）、文蛤（去末净）各三两，麝香一两二钱，千金子（去油净）、大戟（洗净，焙）各一两。

用法：共为极细末，老米糊匀，入臼千杵，成膏作锭，好醋磨涂祛毒消痈。化服通节窍，消热痰。

主治：消痈肿，通节窍，消热痰。

25. 胜金散

组成：人参、三七。

用法：研极细末，米醋调涂患处，消肿止痛，溃者干敷。

主治：治溃烂并刀斧破伤。

26. 五音锭

组成：雄黄、熊胆、京墨、朱砂各一钱，麝香五分，牛黄一分。

用法：各研细末，先将京墨用酒少许化之；再入熊胆研腻，后入诸末，共研作锭；临用以清水磨，以新笔蘸药，空头围患处，干再圈，圈至全消。初起者，无不神效。

主治：治红肿恶毒。白疽忌用。

27. 观音救苦丹

组成：硫黄三钱、朱砂二钱，麝香一钱。

用法：共研细末，入铜器熔化，离火加入麝香一钱调和，浇油纸上，取作为米粒大。如遇小疖，取一粒放患顶，以燃火点，立刻烧过，膏掩，次日愈。

主治：治小疖疼痛。

28. 拔毒散

组成：巴豆霜、雄黄、麝香各一钱，冰片五分。

用法：共为细末，取撒膏上贴之，则毒邪尽拔，便无后患。胎前产后之妇忌用。

主治：拔一切毒。

29. 消管方

组成：皂角刺尖、柘树膜（炙，净末）各五钱，红腹金钱鳖（炙，净末）三钱，蟾酥、榆面各一钱。

用法：研极细末，固藏听用。每遇瘘管，先以猪鬃探通，料其深浅，然后以棉纸卷药末为条，塞入管中。日易日塞，至愈乃止。

主治：治漏管。

30. 枯痔药

组成：明矾一两，红砒、白砒各三钱，朱砂一分。

用法：共入阳城罐内，外围炭火，烧至矾熔烟起，即砒毒，忌立上风闻气。俟烟尽矾枯，去炭，次日取出研粉，每取一钱，加水飞朱砂一分，再研和匀，临用以津调药，时拂乃愈。

主治：治痔漏。

31. 槐梅膏

组成：苏合油、槐花粉各一两，猪胆、冰片各五钱。

用法：研和，加嫩膏一两五钱，再研，封固勿使泄气。临用涂患处，痛息，日涂两次，内服枯痔丸。

主治：治外痔。

32. 鲜角膏

组成：皂角。

用法：五月初旬，取鲜皂角刺数斤，打烂入锅，煮汤煎浓，沥出，易水再煎二三度，出渣，以汁共归一锅，慢煎成膏。治横痃，每日取二钱。煮糯米粥日饮而愈。治顽癣，加醋熬至稠腻，洗剃后涂敷，日剃日涂，毒水尽，再敷数次，痊愈。神效异常。

主治：治阴顽恶癣，并治横痃。

33. 四妙膏

组成：狼毒一两，黄芪二两。

用法：醋浸一宿，入猪油五两，微火煎熬，取二两绞去渣，退火气，以封患口，日易三次，毒消口敛。

主治：治甲疽。

34. 麝苏膏

组成：麝香、五灵脂、雄黄、乳香、没药各一两，苏合油二两，蟾酥五钱，洞天嫩膏八两。

用法：各药研为细末，与苏合油嫩膏搅匀极和，入瓷瓶固藏。遇大痈，空头涂围患处，如干，以鸡毛润酒拂之，神效。内服醒消丸，立愈。

主治：治一切大痈。

35. 扎药

组成：蓖麻仁。

用法：蓖麻仁打烂如泥，以绢包好，扎于患处。能拔其毒，能止其痛，唯红痛非常者不得已用之。如胎前产后妇人及患色白者忌用。此即如千槌膏有蓖麻仁，鲫鱼膏有巴豆，二物提拔之力甚狠，孕妇扎则堕胎，白疽扎则成患。唯无孕妇人及男子患阳证者可扎，痛止即去。

主治：治痈肿，能拔毒止痛。唯红痛非常者，不得已而用之。白疽忌用。

36. 敷药

组成：人指甲、血余炭。

用法：瓦上炙存性，研细，每粉一两，加麝香一钱，再研，日敷。如初发，以三黄丸每日五鼓时取四钱，热陈酒送下，醉盖取汗，或以泻肝汤每日早晚轮服。

主治：治杨梅结毒。

三、外治法

王洪绪在其书中，很少提及运用针刀治疗外科疾病，但也并非完全不用。例如，对红丝疔的治疗，《外科证治全生集·红丝疔》云："手小臂，足小腿，生如红线一条者，名曰红丝疔。要在红线始末两头刺破，毒随血出而愈。迟则毒入肠胃不救。"王洪绪在此强调，治红丝疔，要刺破放血，使毒随血去。

王洪绪善于使用民间简便的外用药物。例如，《外科证治全生集》所载74个药方中，有42个外用药方；治疗的病证，涉及外科病证、口腔、耳鼻喉、肛肠、皮肤病证，及创伤、痘疹、性病等，在上述外用膏散下皆有论述。王洪绪不仅记载了各种外用药物的剂型，如丸、散、膏、丹、水剂等，还有炼制、贮藏之法、给药途径和使用方法。值得一提的是，书中还记载有跌打骨断方，如"断骨处用竹片绑扎，七日痊愈"，可见王洪绪也使用小夹板固定骨折外伤。

四、药物炮制

王洪绪擅长药物的炮制，他认为："夫用药如用兵也，兵有勇猛，药有燥烈。烈药经制则纯，勇兵经练则精。兵精破贼不难，药纯治病易愈。苟炮制不妥，犹勇兵之武艺未备也。今人不精于制，而视性之烈燥者畏之如虎，反诮之曰：非徒无益，惟恐有害。余初读药性，继攻炮制，然药之性，古今之议未远，炮制之法却有不同。余留心四十余年，深得其法，用之功灵效速，万无一失，始悉烈药之力如勇兵，制药之方如演武也。因古书独于烈药之处未详，是以录登是集，为炮制之补遗云尔。"药物炮制不同，发挥的功效就不同。现将他常用药物的炮制方法总结如下。

1. 甘草

切三寸一段，水浸透，放铁筛上，炭火慢炙，炙至汁将出，即取离火，暂冷再炙，炙至草熟，去皮切片。熟者健脾和中，甘平之品，乃九土之精。生者化百毒，和药性，润肺，解疮疽胎毒，利咽喉。

2. 人参

补气，独入肺经。肺主诸气，肺旺则四脏皆旺，精自生而形自盛，补中益气，一切虚证要品。

3. 黄芪

去心，蜜水润炙。如入补肾药，以盐水润炙切片。炙为补气药，生有托毒功。

4. 白术、於术

浸一宿，切片，土拌蒸透，去土勿炒。於术，浸刮去皮，饭上蒸，日晒数次如枣黑，黄土炒。於术之功，胜于白术，乃中宫和气补脾之药。

5. 苍术

泔水浸，去粗皮，切片晒干，土炒炭，治脾胃寒湿，消痰逐水，不伏水土，止泻痢霍乱，久服延年。

6. 当归

酒浸，晒干切片，上部用头，中部用身，下部用梢。头身活血，梢破血，全用定血，引血归经，除头痛，和血补血，润肠胃、筋骨、皮肤，排脓止痛。

7. 白芍

外科用酒炒，固腠收敛。

8. 赤芍

消痈肿，破坚积恶血，下气，生肌止痛。

9. 厚朴

去皮切片，每斤取带皮生姜四两，切片同煮，汁干，炒透，去姜，温中消痰，厚肠胃，除积冷、宿血、宿食。

10. 丹参

色赤，酒润炒，血分药也。补心血，养神志，生新血，安生胎，落死胎，为胎前产后要药。每晚酒送末二钱，连服四十日，可疗痛经，即孕。

11. 玄参（元参）

蒸晒，忌铜器，消痈，滋阴降火，利咽喉，通小便。

12. 地黄

生用性寒，凉血滋阴，解热。水煮至中心透黑，然后每斤入滚陈酒半斤，炒砂仁末一钱，再煮，煮至汁尽，沥起晒干，所沥原汁仍入收尽原汁，再晒干，忌金铁器。补阴壮真气，生肌填髓，同肉桂引火归原，疗阴分虚亏。

13. 牛膝

产川者佳。酒拌蒸则补，生用亦效。补肾强四肢腰膝。产怀者下行。

14. 麦冬

去心，酒浸则补，汤泡则微寒，祛热毒浮肿，泄肺中伏火，安脏心腹。

15. 天冬

去心，酒润。治阳物不起，润五脏，咳嗽消痰降火，去风热烦闷。

16. 茯神

安魂魄，养心血，治心神不安。

17. 赤茯苓

破结气，泻心、小肠、膀胱湿热，利窍行水。

18. 白茯苓

蒸透，切。逐水暖脾，生津止泄，除虚热，开腠理。

19. 谷芽

启脾进食，宽中消食。

20. 麦芽

开胃，消食和中。

21. 薏苡仁

补肺益脾，去湿消水肿，理脚气。

22. 芡实

炒，治遗精浊带，益精开胃，助气明目。

23. 杜仲

去皮，每斤用蜜三两涂炙，蜜尽为度。肝经药也。补中益肾，补肝虚，坚筋强志。

24. 肉桂

纯阳之品，引火归原，解阴寒凝结。去皮曰桂心，更纯。桂枝性横，走手臂，发表。

25. 官桂

理阴分，解凝结，愈疟疾，行血分，通毛窍。

26. 川附子

昔产深山，有毒，今民家栽种，无毒。用水浸一二宿，每宿易清水，浸去咸味，面裹火煨，切片晒干，补肾肝阴虚，治中风瘫痪，阴阳疝气。

27. 大黄

每斤用陈酒五斤，煮烂晒干，名熟军。治燥结热毒，清实火，下宿积，化停食。生熟功同，熟者纯。

28. 黄连

大寒，治实火。凡痢疾、目疾，非实火，误服致命，为倒胃之药。唯惊能疗，解巴豆、轻粉之毒。胡黄连性同。

29. 黄芩

苦寒，风痰骨蒸，喉胆痈毒，养阴退阳。

30. 香附

去皮，童便浸，水洗晒捣，醋盐水拌炒。解郁，消痈、积聚、痰饮，调经。

31. 琥珀

用侧柏子末，入瓦锅煮，有异光，取起，入灯心草对分，研为粉。清肺，利小肠，安五脏，定魂魄，消瘀血，明目。

32. 冰片

苦寒，治舌口咽喉火毒，研水调吞，治难产。

33. 沙参

清肺火，益心，治久嗽肺痿，消痈排脓。

34. 苦参

泔水浸蒸，切晒干。主风热虫证，肠风，血精下痢，治大麻风，虚弱忌服。

35. 松子仁

润肺，治燥结咳嗽，同柏子仁治虚闭。

36. 柏子仁

甘平无毒，兴阳道，益寿元，润肠安神。

37. 杏仁

去皮尖，除肺热气逆，润大肠气闭。

38. 大麻仁

利大肠热燥，大便热结。

39. 乳香

每斤用灯心草四两同炒，炒至圆脆可粉为度，扇去灯心，磨粉用。消痈止痛，托里护心，治遗精难产。

40. 没药

制法与乳香同。破坚败恶血，消肿生肌，堕胎去瘀。

41. 芸香（亦名白胶香）

水煮三度，俟汤温，手扯油净，冷即硬，磨粉。解疽毒止痛，轻粉对研，猪油调敷烂孔。

42. 樟脑

每两用碗对合，湿纸封口，火升半时则成樟冰。治中邪腹痛，风痰。加花椒同升，杀虫牙，止牙疼。

43. 丁香

辛温，治霍乱痞块，吹鼻愈脑疳，反胃开膈关，腹中肿毒，鼻中息肉，乳头裂破。

44. 沉香

干研末，或酒磨，以煎剂冲服。治肿毒，心腹痛，调中补脏，益精神，壮阳。

45. 松香

先取胡葱煎汤，去葱，以汤分三次煮香，每俟汤温，在汤内手扯洗其油，去尽，冷凝磨粉。专疗湿风，治白秃，生入膏生肌。

46. 木香

下降疗肿毒，止吐痢，消积止腹痛，统理气分。

47. 草乌

有烈毒，去皮取白肉，每斤用绿豆半升同煮，豆开花，去豆取乌，切晒磨粉。治风痰，手足拘挛，逐凝结，追筋络寒痰，开腠理。以黑皮炙研醋调，治蛀发癣。

48. 川乌

功同附子，性暖助阳，补命门不足，破积冷痢。

49. 巴豆仁

研压数次，油尽如粉，名巴霜。拔毒。孕妇忌用。

50. 枳实枳壳

枳实即细皮香橼。六月摘者实，八月摘者壳，陈蛀者佳，并去瓤核，以面炒。实寒，消食积，开胸结。壳亦寒，健脾开胃，止吐消痰，除里急后重。

51. 青皮

顺逆气，开郁，解疔毒。

52. 槟榔

健脾破结，疗痢，里急后重，截疟。

53. 神曲

消食健脾，暖胃，止泻吐，破坚结。

54. 山楂

浸透去净其核，晒干炒炭。除产后恶血，消肉积，积滞宿食。

55. 广陈皮

治脾不化谷，膀胱热，利小便，杀寸白虫。去白名橘红，消痰止泄咳，开胃，治吐清水，肠闭，解大毒。

56. 枸橘

陈者佳，全用。疗子痫。炙存性，研，陈酒送服，疗疝气。核治肠风下血，方中橘核即此。每有以烂橘核误用者，苏城医家，尚未认得枸橘。

57. 浮麦

止虚汗、盗汗、虚热。

58. 高良姜

土炒，疗寒邪痞癖，瘴疟宿积。

59. 生姜

温中去秽，除风邪，暖胃，消寒痰，解食菜毒。干用止嗽呕。炒成炭，性纯阳，如误服寒剂，非此不解。

60. 水红花子

研损用，克坚，消痞、痰积、恶滞。

61. 车前子

酒拌炒，研损，分理阴阳，利小便，止暑湿泻痢，益精养肝肺，强阴止痛。

62. 马鞭草

苦，微寒，熬膏，空心酒服半杯，治癥瘕，杀虫，通经活血，涂痈疖。煎汤熏洗阴肿，洗杨梅恶毒。

63. 连翘

泻心火，脾胃湿热，结热肿毒，心家客热，通经。

64. 牛蒡子

酒拌，焙干，研损，达肺利咽，消痘疹毒。根、茎、叶苦寒无毒，生捣涂，消一切痈毒，涂软一切坚肛。入烂孔，拔毒生肌。入膏，贴痈疖。煎汤，洗杨梅等毒。去毛敲损，治黄胆脾湿。

65. 麻黄

连根发表，用梗不表，甘温，开腠理、凝滞、闭塞。

66. 桔梗

去头枝浮皮，泔水浸一宿，切片微炒，清利肺经，消痰理咳，清上焦热，排脓，治咽喉口鼻诸症。

67. 知母

去尾切片，上行，酒润焙；下行，盐水润焙。泻有余之相火，多服令人泄。

68. 天麻

酒浸透，以粗纸蘸余酒裹煨，切片焙用。治风湿四肢拘挛，助阳通血脉，利腰膝，强筋，头风眩晕。

69. 地榆

水洗去骨，切晒磨粉，愈恶肉，烫火脓血，犬伤。

70. 白及

疔疮，嚼涂手足燥裂。

71. 山漆

止血定痛，痈肿蛇伤。

72. 秦艽

去毛浸一宿，晒干切片，搜肝胆伏风，养血荣筋，理肢节酸麻不遂。大便滑泄者忌用。

73. 柴胡

去皮，切，忌经火。苦寒，行两胁，入胆经，畅气血，肩背痛。银柴胡亦同，劳羸者尤宜。根上升，梢下行。

74. 前胡

去净皮须，入竹沥内浸润，晒干切用。微寒。肝胆中风痰，非此不疗。

柴胡主升，前胡主降。散风祛热，消痰下气，开胃化食，止呕喘嗽，安胎，治小儿夜啼。

75. 防风

甘温，走膀胱，泻肺实火，头风眼泪，祛湿，而黄芪得之，其功愈大，乃相畏而相使也。

76. 独活、羌活

去皮焙用。治一切痛风，散痈毒恶血，肾间邪风。

77. 升麻

内白外黑者佳。治脱肛遗浊，小便闭塞，用此提气。下元虚者忌用。

78. 延胡索

破血利气，通经止痛。

79. 贝母

去心，糯米炒黄，治肺家燥痰，敷恶疮。浙贝母去心，炒，专消痈疽毒痰。

80. 龙胆草

去头须，切细，甘草汤拌晒，味涩大寒，相火寄在肝胆，泻肝胆膀胱之热火，疗咽喉。

81. 茅根

甘寒入胃，治内热烦渴，利小便，止喘、黄疸。

82. 细辛

去头爪，水浸一宿，切晒。治牙疼，头风，通疗窍。

83. 白芷

水浸去灰，切炒，消痈蚀脓，头风中风，解砒毒。

84. 川芎

不油者佳，忌独用。主一身气血，开郁，去瘀血，调经种子，排脓生肌，头风，目泪多涕，去湿。

85. 牡丹皮

酒拌蒸，产后要药，治骨蒸，面裹煨熟，厚大肠。

86. 藿香

治肿毒，去恶气，止霍乱，温中，快气吐逆。

87. 泽兰

治痈疔，通九窍，利关节，破宿血，生肌，利小肠。

88. 荆芥

散风热，清头目风，利咽喉，疮肿贼风。

89. 薄荷

治贼风，发汗，利咽喉口齿，治瘰疬结核。

90. 紫苏

叶发汗，梗安胎，子消痰喘，叶、梗为末，治囊脱。

91. 白甘菊

治目风热，梗、枝、叶解痈疔毒，煎汤洗结毒。

92. 陈艾

用粉糊浆晒透，杵去粉并叶屑则成白绒，谓之熟艾。调经加硫黄少许。作丸，灸百病。

93. 茵陈

治黄胆湿热，通关节，去滞热，利小便。

94. 夏枯草

性寒，以治瘰疬，从无一效，久服则成痨瘵。

95. 灯心草

利小便，清心火。取活竹一段，两头留节，中开一眼，以心塞实，外以原刻下竹，仍填原眼，外加泥裹，入糠火内，煨至竹成一炭，取出去泥，俟冷去竹炭，内是灯心炭也。治骨鲠，敷阴疳，入护心散。

96. 蜀葵

根，水煎服，可愈白带。花，一两捣烂，麝香五分，水一大碗煎服，可愈二便闭，无花时根亦可。子，催生落胎。花末，酒服，可下横生倒产。

97. 半夏

选肥者，生姜明矾汤浸透，煮透，切片晒干，消痰堕胎，生研细末，立疗刀斧跌破止血。

98. 紫花地丁

痈疗用之，可疗软坚肛，稻麦芒粘咽喉，嚼烂咽下即安。

99. 仙人对坐草

四季梗叶常青，凌冬不衰。毒蛇咬，捣汁饮，以渣涂，立愈。

100. 五味子

盐水拌蒸，滋肾水不足，强阴固精，主收敛。

101. 蚤休（即紫河车草）

去皮毛，切焙。微寒，治乳痈疗毒。

102. 黑白牵牛仁

酒拌晒，除湿热壅结，通大肠闭，杀虫祛积。

103. 天花粉

治瘤热，唇干口燥，愈热痈排脓。

104. 防己

寒，酒润，治膀胱蓄热，利二便，疗下部红痈。

105. 木通

微寒，开未开之月经，通闭塞之经水，利小便，和血脉，清伏热，散痈肿，下乳。

106. 金银花

消痈毒，取活藤煎膏，以花拌入收晒，其解毒之功，胜花百倍，暑天日取钱许，滚汤冲，当茶。

107. 泽泻

通利小便，走肾膀胱，有泄浊者，忌用。

108. 海藻昆布

性寒，称治瘰疬圣药者却谬，当禁用。

109. 楝树根

去皮，取白肉，杀腹内诸虫。皮赤者忌用。

110. 皂角刺（又名天丁）

五月初，取嫩者捣烂，醋煎膏，疗癣，生用穿痈，无醋者可疗横痃。

111. 淡竹叶

解烦热，利窍，治中风、口疮、目痛，胸痰热毒。叶如竹叶，甚薄；梗如柴心，甚细，七寸长者是，今医家以草开绿花者误用，可叹。

112. 天竺黄

治小儿惊痰，每取二钱，加雄黄、牵牛末各一钱，研匀，面和为丸，粟米大，每服五丸，薄荷汤送下，治失音不语。

113. 吴茱萸

浸热汤七次，去净苦烈，治疮，生、炒研用。

114. 白芥子

炒研，皮里膜外阴寒之痰，非此不消。

115. 益母草

女科诸证皆良，活血破血，调经止痛，下水消肿。

116. 红花

酒洒焙，少用通经活血，多用破血，去瘀血。

117. 续断

酒浸炒，性微温，入肝家，续筋骨，助血气，消血结，胎产跌仆，行血止血。

118. 金铃子（即川楝子）

酒拌透蒸，去皮。入丸用核，捶捆不用肉，入煎用肉不用核。苦寒，有小毒，川产者佳，本地者细，入火烧存性，能托毒水，治久溃烂孔。

119. 桑白皮

取白肉切焙，泻肝火，降大小肠气，散恶血。

120. 柘树

取皮里白肉，甘温，无毒，治血结，补损虚。

121. 血竭

散滞血，止诸痛，生肌。

122. 阿魏

酒拌晒研，杀虫，解臭，消痞，解死兽肉毒，肉积。

123. 密陀僧

研，水浸煮，澄去水，晒干，入膏，消痞杀虫。

124. 蒲公英（又名乳汁草）

甘平无毒，书载疗乳痈结核，实无效验。炙脆存性，火酒送服，疗胃脘痛。

125. 白蔹

苦平，无毒，生肌止痛，解狼毒、虫毒。

126. 土茯苓

清热，泄泻，骨蒸，利关节。治杨梅结毒，圣灵丹以此煎汤调。

127. 番木鳖

水浸半月，入锅煮数滚，再浸热汤中数日，刮去皮心，入香油锅中，煮至油沫尽，再煮百滚，透心黑脆，以铁丝筛捞出，即入当日炒透土基细粉内拌，拌至土粉有油气，入粗筛，筛去油土，再换炒红土粉拌一时，再筛去土。如此三次油净，以木鳖同细土锅内再炒，入盆中拌，罨一夜，取鳖去土，磨粉入药，独有木鳖之功，而无一毫之害。能搜筋骨入骱之风湿，祛皮里膜外凝结之痰毒。取煎木鳖之油，俟熬化核膏入用。

128. 甘遂

每斤用甘草四两，煎汤浸三日，汤黑去汤，河水淘洗，取清水日淘日浸，每日换水数次，三日后去心再淘，浸四五日，取一撮，入白瓷盆内，隔一夜，次日盆中水无异色乃妥。再淘三四次，沥干，以面裹如团，入糠火煨，煨至面团四面皆黄，内药熟透，取出晒干，入锅炒透磨粉。其苦寒之毒，经制则净，不苦而甜，不寒而温。专消坚结痰块、毒核。

129. 常山

生用损神丧气，切薄片晒干，每一斤用陈酒对浸，浸透取沥晒干，收尽斤酒，晒透，炒至焦脆，疟痰非此不消，炙甘草对分，截疟圣药。

130. 大戟

苦寒有毒，去附枝，水煮透，去骨，切晒，消颈腋痰块，癥结，下痞堕胎，治鼓胀，利二便。

131. 商陆

有毒，忌铁器，捣敷石疽，消溺哽，通二便，疏泄水肿，有排山倒岳之力。腰腹背忌敷贴。

132. 硫黄

敲细粒，以萝卜捣烂绞汁煮，再换紫背浮萍汤煮，再煎皂角刺汤飞过，去尽毒臭，晒干研粉，色白，取猪脏淡煮烂熟，每日早晚各取一段，蘸粉分余食。治久痢滑泻，命门不足，虚损泄精，壮阳道，补筋骨，杀脏虫，长肌肉，治阴蚀。生用杀疮虫，愈瘟鸡。

133. 雄黄（又名腰黄）

透明者佳，水飞。治恶疮死肌，消痈毒，化腹中瘀血。

134. 藤黄

酸涩，有毒，蛀齿点之即落。忌吃烟。

135. 白明矾

透明者佳。蚀恶肉，固齿，以橄榄蘸食味佳，愈癫证，解肠中毒，治痈痔顽痰。

136. 绿矾（即皂矾）

疗疳黄胖，燥脾湿、化痰。

137. 砒石

经制无毒，不伤人畜，同铅入器内，砒放铅底，火熔烟尽为度。铅上刮下者，名金顶砒。取香油一两，生砒一钱，研，入油煎，沫尽烟绝，擦鹅掌风，取红枣去核，以砒代核，发扎，入炭火煅至烟尽，取研细粉，名赤霜。治走马牙疳，久溃不敛者，撒上数次收功。生者可疗冷哮，不伤人畜。

138. 朱砂（又名丹砂）

研粉水飞，养神安魄，除中恶腹痛，惊痫胎毒。

139. 水银

应依方制用，有微毒，治恶疮白秃，下死胎。

140. 银朱

有微毒，疗疥癣，杀虫止痒，杀虱。

141. 铜青

酸平微毒，治恶疮疳疮，杀虫，吐风痰。

142. 铁屑

杀疥虫。

143. 铅粉

酸冷无毒，消中风痰，止惊吐逆。

144. 轻粉

有毒，除烂孔毒根，惊痫痉痉，瘙痒，恶疮癞癣。

145. 滑石

牡丹皮对分煮透，取石研水飞，通九窍，利六腑，生津液，分水道，行积滞，逐凝血，降心火，解暑热。

146. 硼砂

性暖止嗽，疗喉去瞖，口齿诸疮，闪颈促腰，津蘸点目，立愈。

147. 元精石

咸温无毒，治小儿惊痫、硬舌。

148. 寒水石

性寒，火煅用，治潮热，中暑，牙疼。

149. 伏龙肝（即灶心土）

再烧红，研，水飞晒干，乳调，立疗汤火烂孔。

150. 黄丹（东丹）

临用炒紫色，筛入膏内，生肌疗湿，杀疥癣虫。

151. 皮脂（即烟胶）

硝皮铺刮下诸皮之膜，入锅炒炭，磨粉，生肌肉，疗湿风、脓窠、湿烂等疮。

152. 蓖麻子

辛热，有毒，研粉，去净油方妥。拔毒。孕妇忌用。

153. 山栀炭

苦寒，无毒，热厥头痛，疝气汤火。

154. 萸肉

选净，补精益肾。

155. 红曲

炒，消食活血，健脾胃，疗痢。酒服，除产后恶血。

156. 白豆豉

解砒毒，除痰咳，同生砒为丸，疗冷哮。

157. 砂仁

顺气，开郁结，炒研安胎，产后停恶露，小腹作痛，生研六钱，滚水冲盖，温服立效。

158. 山药

开朦，补精血，健脾胃。

159. 橄榄

形尖，入心经，清心火，解鱼鳖毒，生津止渴，蘸明矾食，味佳，豁痰。

160. 小黑豆

同甘草除疟，胃中脾热，脏中结积。

161. 红枣

解乌头、附子、雄黄毒，和阴阳，调荣卫，生津液。

162. 甘蔗

甜寒，绞汁，可疗小儿衣多罨热之病。

163. 乌梅

酸涩敛肺，安三虫，拔毒根。

164. 莲须

固精乌发，悦色，益血，止血。

165. 橙子

患恶核、瘰痰、痰证者食之，患成不治，愈后食者复发。

166. 杨梅

患疝病者忌食，烧酒同食致毙。

167. 头发

壮年人者佳，以皂角煎汤，洗净，晒干，同油煮成饼，浮起枯色为度，入膏，生肌、长肉、止血。

168. 指甲

瓦上土炒成炭存性，研粉，吹，止鼻红，加冰片，吹治咽喉，尘屑入目，以津磨甲腻，点睛立愈。

169. 人中黄

腊月取孩结粪，阴干，泥裹，煨炭。治热狂痘毒，脚麻，麻至小腹而死，或头麻，麻至心口而死者，一日死苏几次。取末三钱，豆腐浆调服，立愈。

170. 人中白

系夫妇之精，入马桶归坑，凝于底者是，俗名坑凝。苏松常镇所属人家，多有以缸作坑者，虽取之甚便，然僧寡妇家中之坑所产坑凝不佳。入火，烟尽闷熄，研用，治咽喉口齿疮疳，诸窍出血、血汗。

171. 象皮

炙成团，存性，研粉，生肌肉。

172. 龙骨

白净沾舌者佳。捉燕子破腹，弃肠，以骨填腹，悬井内，离水尺许，候准一周时，取出生研，水飞，晒干用。盖龙有病，食燕而愈，得水而腾。忌经火。生肌敛疮，治鼻红。

173. 穿山甲

尾上细甲良。同土炒至松脆，研，通经络窍，杀虫，消痈，逐邪风，祛积湿，愈痔。

174. 蛇蜕

竖蜕不经地者佳。泥裹火煅，去泥研粉。治疗肿，以蛇蜕不煅煎汁，敷白癜风，洗恶疮。

175. 白花蛇（即蕲蛇）

鼻向上，有方腾花纹者佳。去头尾酒浸，除皮骨，炙则不蛀，治湿痒。

176. 山羊血

解鲜菌、河豚毒，伤损，恶血。

177. 山羊屎

晒干，炒成炭存性，入坛闷熄，磨粉。疗溃烂生肌，酒送二钱。疗雷头风，水、粉各一升，浸一夜，绞汁炖熟，每午刻服，疳痫欲死者，三服痊愈。

178. 猫屎

在屋上晒白者多收，以土裹火煨，研粉。黄糖拌食，治童子痨、传尸痨，真仙丹，曾愈多人。

179. 鼠屎

尖者佳，要拣净，恐有蛇虫毒屎混入，炒透研粉，治易证，疗烂孔，追毒水。

180. 麝香

定神疗惊，解果毒，消痈疽，开经络窍，堕胎。

181. 石首鱼（即白鲞）

开胃益气，首中脑石烧研，入冰片，治害耳脓出，患肺疽者，终身戒食。

182. 线胶

剪细，同牡蛎粉炒如珠，去蛎为粉，性温，补肾益精，止遗精白浊。

183. 鸡内金

炙透磨粉，消久停宿食，疗痔。

184. 珍珠

入豆腐煮一炷香，取出，与灯心同研极细，去心，除翳障，安魂魄，疗惊逐痰，止遗精白浊，解痘疗毒，下死胎胞衣，生肌肉。

185. 牡蛎

童便浸七日，硫黄末醋调涂，黄土裹煅，止梦遗，赤白浊，补肾安神，除盗汗，消痰块。

186. 白丁香

白丁香即麻雀屎，雀身细、头圆、翅长者乃雄，入笼取屎，冬月佳。甘草汤冷浸一宿，焙研，咬疖头、拔疗毒。

187. 五灵脂

研末，酒飞晒干，止经水过多，赤带不绝，男女一应瘀血凝结，齿痛。

188. 蚯蚓粪

入火煅红，每两入轻粉一钱，研至粉内无星为度。取活紫花地丁，捣烂绞汁，调涂烂腿，日洗日涂，数日愈。以甘草煎汁，调涂小儿阴囊肿痛。

189. 蚯蚓

破腹去泥，以酒洗，晒干，每四两，配糯米、花椒各一两同炒，炒至米黄透为度，去椒、米磨粉，治历节风痛，手足不仁，疽毒，肾囊肿。

190. 蜈蚣

取活者香油浸死。治蛀发癣，捣烂涂足治鸡眼，一宿脱落，愈而不发。

191. 癞团（即老蟾）

大者佳，生用填烂孔、拔深毒，软年久毒肛，取酥，捉老蟾仰天，以其头入戟壳内，取戟箍箍上，蟾之脑中放出白浆是，去蟾，以戟壳晒干，刮下配药，消痈拔疗，止牙疼，绞肠痧胀。

192. 田螺

捣烂，涂结硬痰核，涂命门，通小便，入冰片愈痔，如入膏内煎，必预敲碎其壳，以防油爆，爆则近人受烫沾衣。

193. 朱鳖

大如钱，腹赤如血，又名金钱鳖，出深山石涧中，广德州最多。甘无毒，炙存性，研粉，能消漏管。

194. 蝎子

水洗三次，去咸味，炙研用，治惊、中风。

195. 蝉壳

滚汤洗去泥翅足，晒干。治目昏翳障，痘疹疔肿。

196. 五倍子

敛肺生津，消酒毒，收湿，疗疮脱肛。

197. 僵蚕

糯米泔水洗净，炒研。治中风喉痹，散风痰，消瘰疬，风疮阴痒，疗惊，愈疔毒痔疮。

198. 蜂房

露天、有蜂子在内者佳，炙研。能拔毒，疗久溃，止痛，同头发、蛇蜕烧灰，日以酒送钱许，治脏腑历节，恶疽疔毒，以炙存性，酒拌服，治失禁遗尿，煎汤洗毒孔，无蜂者不效。

199. 土蜂窠

在严冬大雪中，以布袋袋之能取，取入蒸桶蒸死，连窠炙研，以醋调涂痈疖，即消。以蛇蜕同煅，治疔毒走黄。乳调服，疗小儿吐泻。

200. 青蒿虫

九月中，节内生红虫，取出以轻粉、朱砂和入，捣为丸，如粟粒大，每丸裹以金箔，每岁一粒，乳汁送服，疗治急慢惊风。

201. 蜘蛛

炙研粉，猪乳调，治哑惊。

202. 捕屎虫（即蜣螂）

五月晴日，有虫捕人粪一团，如推车者是。火炙研粉，和干姜末，可以敷出多骨，忌经水。如生捣为丸，塞肛门，引痔虫，出尽永瘥。

王洪绪

后世影响

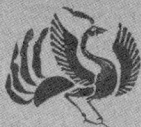

王洪绪的学术思想、临床经验，对后世产生了深远的影响。其代表著作《外科证治全生集》，自刊刻面世之后，曾多次翻刻或排印发行，得到很高的评价。

一、历代评价

清·潘霨评价说："余阅外科书多矣。而求其剖析阴阳，辨理寒热，简明切要者，莫如此书。《灵枢·痈疽》之篇，条绪繁多，浅学难于寻识;《金匮》只列疮痈、肠痈两种，大意以深浅分阴阳，而其旨未畅。后人钻研未由，遂歧途径。王氏独招绝学，启发灵、扁，振坠扶危，厥功钜已。"（《外科证治全生集·潘序》）

清·黄铉评价说："是编乃林屋山人出其家传枕中秘，不为自私自利之谋，而亟亟焉以济人为急务。呕出心肝，尽情昭揭。以阴阳辨痈疽之别，以赤白明阴阳之着，实能补古方书所未逮。其词简，其法易，虽不明医者，亦开卷了然于心目也。"（《外科证治全生集·黄序》）

清·马培之在《马评外科证治全生集》中评价说："国朝王氏洪绪撰《全生集》，说尤完美，是书务审病因，而辨章阴阳强弱不失累黍，故世推善本。"同时提示说："王氏一书虽为近代疡科者奉为枕秘，若即录方照服，既不凭脉，亦不辩证，贻误匪浅。"可见该书虽有许多创新的理论与观点，仍有待我们去仔细推敲，加以辨别，为我所用。

《续修四库全书总目提要》评价说："清代治外科者，徐氏最有名而未有自著专书，维德宗旨以之相同，戒用刀针，慎用托补。其精言曰：以消为贵，以托为畏。尤致辨痈疽二证之异同，分为一阴一阳，治法迥别，制阳和汤、阳和解凝膏以治阴证，醒消丸、苏麝丸以治阳证，备前人所未及，选方治药，悉治验心得……与近代外科中最为简明纯粹之书。"

赵炳南先生是现代中医界著名的皮外科专家，在其数十年的临床生涯中救治患者无数。其最推崇的是，《外科证治全生集》中对区别痈疽之阴阳的论述。

二、学派传承

王洪绪精通医学各科，对外科学术犹有独特心得，特别是对阴疽治疗积累了丰富的经验。其以阴阳为纲，指导阴疽的辨证施治，创立了外科开腠理、散寒凝、温补气血的组方用药原则，弥补了中医外科辨证论治在阴证方面论述的不足，对临床治疗外科阴证具有重要的指导意义。清代许克昌和毕法所著《外科证治全书》、邹五峰所著《外科真诠》、马培之所著《马评外科证治全生集》中，在王洪绪所著《外科证治全生集》基础上，多有发挥与创新，形成了中医外科学之"全生派"。以下就《外科证治全书》《外科真诠》《马评外科证治全生集》的发挥与创新，做简要的论述。

（一）《外科证治全书》

因受到王洪绪的学术影响，《外科证治全书》中强调望诊和阴阳辨证。其曰："有诸内则形诸外，故四诊为医家辨证之筌蹄，而望居其一。是以外科之证，形色可凭，善恶可准，一定而不移，显然而易见。"如阳痈，高肿色红，焮热疼痛；阴疽漫肿色白，坚硬木痛。关于阴疽的治疗，虽本于王洪绪的温通腠理法，但用方不拘于阳和汤，而是随证施治。如初起间见头痛、发热、恶寒、肢体拘急等表证者，先以保安万灵丹汗之，或人参败毒散去独活，加桂枝一钱汗之。若溃后忽见表证，则以托邪饮加桂枝煎服，少顷啜热粥，暖卧微汗；如无效再进，待表势解，再用补中益气汤加茯苓、半夏、熟地以接补元气。《外科证治全书》中，不选升降丹药之方。其谓："世人以升降药为外科拔脓之要药，殊不知升降药乃盐、矾、汞、砂，火力煅炼而成药之霸道者也。去瘀生新，或有赖焉；若证患日久，气血本已虚亏，岂可任用霸剂？"书中附有《外科证治全生集》的医案。《外科证治全书》中，有痈疽证治统论、痈疽部位名记、胃气论、论肿、论溃、论敛、论痛、论痒等，对王洪绪的学术思想予以全面的阐释，对《外科证治全生集》中关于胃气、肿、溃、敛、痛、痒等所论不足之处予以补充，使王洪绪的学说更趋于完善，而与"正宗派、心得派"并立于外科之林。

（二）《外科真诠》

《外科真诠》的内容也体现出王洪绪的学术影响。书中不仅强调外科疮疡诸证阴阳之辨，而且于阴阳辨证之中有纯阳、半阴半阳之分。其曰："医者能分阴阳调理，大证化小，小证化无，以图消散，斯为上工之技。若不辨证之阴阳，纯用苦寒攻逐，名清火消毒，实则败胃不生也。"又曰："大抵疮毒，纯阳故多，纯阴原少，唯半阴半阳之毒居多。"其阐明半阴半阳之证的临床表现，如坚硬微痛，皮色淡红等；治以和营解毒为主，内服加减活命饮，外敷乌龙膏，溃后仍宜托里。可见其学术思想，亦本于王洪绪。但不像王洪绪那样偏于望色而略于诊脉，认为久病仍以脉象定虚实。也不一概禁用刀针，关键在于辨有脓无脓，从而根据部位深浅正确使用刀针。

（三）《马评外科证治全生集》

在中医外科学术史上，孟河医派马培之的学术特色与成就也具有广泛影响。其在学术上推崇《外科证治全生集》，主张"凡业疡科者，必须先究内科"，是晚清"全生派"的中坚人物。在外科方面，著有《马评外科证治全生集》等著作。马培之对《外科证治全生集》，有全面而客观的评价。如《外科证治全生集》论阴疽治法时，提出"治之之法，非麻黄不能开其腠理；非肉桂、炮姜，不能解其凝结"。马培之评曰："治法极是。"但又补充道："麻黄未溃可用，已溃之后断不可重开其腠理。"可见马培之师古而不泥古，兼容并有所创新，完善了"全生派"的诊治理论。马培之还指出："须知阳中有阴，阴中有阳，有真寒假热，有真热假寒，如执色白之说，则有色白按之烙手，脉洪数者，作疽治欤？"可见其对王洪绪依望诊之颜色分阴阳持有异议。

师承王洪绪之学术者，还有其子孙。如同治八年（1869），《外科证治全生集》常州蒋氏刻四卷本，有王洪绪之长子王其龙、孙王三锡、王三才参加校订。

三、后世发挥

王洪绪以阴阳为疡科辨证纲领，完善了阴疽的诊治体系，治疗时主张"以消为贵，以托为畏"，以温通为主要大法，创制了阳和汤、犀黄丸、小金丹等经典名方。其阴疽学术思想对后世影响较大，中医临床各科在此理论指导下，对这些经典名方多有发挥。

（一）阳和汤的现代应用

清·马培之高度评价阳和汤，称"此方治阴疽，无出其右，用之得当，应手而愈"，历代皆有善用此方者。阳和汤的药物组成：熟地黄一两，麻黄五分，鹿角胶三钱，白芥子二钱（炒研），肉桂一钱，生甘草一钱，炮姜炭五分。阳和汤应用范围之广，早已由外科发展到内科。本方之应用，以患部不红、不热、漫肿、酸痛、舌淡、脉细为要点，并可视正虚与寒凝的不同程度，而配伍相应的药物。

1. 骨伤疾病

骨伤疾病常表现为疼痛，阳虚血亏、寒凝血瘀是其主要病机。阳和汤可温阳散寒，活血化瘀，通络止痛，对于此类病证具有很好的治疗作用。

2. 心血管系统疾病

在治疗阳虚型心血管疾病方面，阳和汤及其加减方是一个成功的范例。例如，临床运用阳和汤治疗心绞痛、病态窦房结综合征、病毒性心肌炎室性早搏等，均取得较好疗效。

3. 呼吸系统疾病

阳和汤温肾助阳，散寒降浊，用于呼吸系统疾病之虚寒证，有良好的效果。

4. 消化系统疾病

由于阳和汤具有温阳作用，故辨证加减可用于治疗消化系统疾病之虚寒证。例如，阳和汤治疗肝硬化腹水，能有效减少腹水复发次数，缩短病程。

5. 妇科疾病

以阳和汤加减治疗妇科疾病之虚寒证，也有较好的效果。例如，运用加味阳和汤，治疗子宫内膜异位症、外吹乳痈慢性乳腺炎、虚寒性盆腔炎、原发性痛经（寒湿凝滞型）等，均取得满意疗效。

综上所述，笔者认为，只要能牢牢抓住阳和汤证"阳虚寒凝"这一病机，将其广泛应用于临床，均能取得令人满意的疗效。

（二）犀黄丸的现代应用

犀黄丸又名西黄丸，为王洪绪所创制，原载于《外科证治全生集·医方》。犀黄丸在原书中，用于治疗乳岩、横痃、瘰疬、痰核、流注等病证。犀黄丸的药物组成：乳香、没药末各一两，麝香一钱五分，雄精五钱。共研末，取黄米饭一两，捣烂为丸。犀黄丸在现代主要用于恶性肿瘤及各种感染性疾病的治疗。

（三）小金丹的现代应用

小金丹在中医外科临床，常用于流注、痰核、瘰疬、乳岩等病证的治疗。方药组成：白胶香、制草乌、五灵脂（醋炒）、地龙、木鳖子各制末一两五钱，没药（制）、当归身、乳香各净末七钱五分，麝香三钱，墨炭一钱二分，糯米一两二钱，厚糊为丸。小金丹在现代临床中，多用于胸腹腔炎性包块和脓肿、肿瘤型肺门淋巴结核、肢端肥大症等疾患。

综上所述，王洪绪是清代著名的外科学家，开创了外科"全生派"，所著《外科证治全生集》，后世"业疡科者，奉为圭臬"。王洪绪提出阴阳虚实为纲的外科辨证理论，全面总结了家传几世治疗阴疽的经验，形成了理法方药自成体系的阴疽治疗理论和方药，创立了外科阴证"阳和通腠、温补气血"的新学说，丰富了外科诊治理论与方法，纠正了外科辨证论治中重视阳证，轻视阴证的片面性；弥补了外科阴疽方面论述不足的缺陷，创造了多种临床有效的方药。王洪绪的学术思想和临证经验，对外科疾病的辨证和治疗产生了广泛而深远的影响，至今仍有重要的理论价值和实用价值。

王洪绪

参考文献

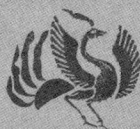

著作类

［1］顾伯华．实用中医外科学［M］．上海：上海科学技术出版社，1985.

［2］刘涓子，龚庆宣．刘涓子鬼遗方（中国医学大成）［M］．上海：上海科学技术出版社，1990.

［3］郭霭春．黄帝内经素问校注［M］．北京：人民卫生出版社，1992.

［4］王洪绪．外科证治全生集［M］．北京：中国中医药出版社，1996.

［5］吴在德．外科学［M］．5版，北京：人民卫生出版社，2000.

［6］叶冬青．皮肤病流行病学［M］．北京：人民卫生出版社，2001.

［7］李曰庆．中医外科学［M］．北京：中国中医药出版社，2002.

［8］王洪绪．外科证治全生集［M］．北京：人民卫生出版社，2006.

［9］齐德之．胡晓峰整理．外科精义［M］．北京：人民卫生出版社，2006.

［10］徐大椿．万芳整理．医学源流论［M］．北京：人民卫生出版社，2007.

［11］陆德铭，陆金根．实用中医外科学［M］．2版．上海：上海科学技术出版社，2010.

论文类

［1］南京中医学院外科教研组．外科辨证论治的基本法则［J］．江苏中医，1959，（4）：5-8.

［2］刘再朋．试谈中医外科学派之特色［J］．江苏中医，1963（1）：11-12，21.

［3］凌云鹏.略谈中医外科学派［J］.江苏中医，1964，（5）：5-6.

［4］黄煌.明清中医外科流派琐谈［J］.辽宁中医杂志，1983（5）：28-30.

［5］黄煌.孟河名医学术特点简介［J］.江苏中医杂志，1983（4）：37-39.

［6］唐汉钧.著名老中医顾伯华治疗重症有头疽的经验［J］.上海中医药杂志，1983（9）：8-9.

［7］孟乃昌.中国炼丹术与中医外科学的关系［J］.中医药学报，1984（2）：5-10.

［8］刘再朋.江苏历代医家对中医外科学的贡献［J］.江苏中医杂志，1985（5）：30-32.

［9］胡兴山.祖国医学关于"附骨疽"的文献综述［J］.中华中医药学刊，1987，15（5）：34-35.

［10］温梦春.囊痈的辨证施治［J］.中医函授通讯，1989，22（4）：25.

［11］司呈泉.王维德外科学术浅析［J］.中医药学报，1991（3）：6-9.

［12］司呈泉.贵消畏托痈疽全生——王维德学术思想初探［J］.湖北中医杂志，1992（1）：29-30.

［13］袁立道.理学源流与中医学［J］.湖南中医学院学报，1992，12（4）：13-14.

［14］罗元凯.阴疮须分寒热［J］.新中医，1993，（10）：14-15.

［15］高超义.中医外科托法之探讨［J］.广西中医药，1995，18（1）：37-40.

［16］万太保.马培之外科学术思想探讨［J］.江苏中医，1995（10）：35-36.

［17］赵瑞勤.外科"全生派"学术思想探讨［J］.天津中医药大学学报，1996（1）：9-11.

［18］秦嘉.外科精义的学术思想探微［J］.新疆中医药杂志，1997（4）：4-5.

［19］任志强，汤丽英，易运辉.西黄丸的临床应用［J］.中国医院药学杂志，1998，18（6）：260-261.

［20］李华南，许鸿照.熏洗法在骨伤科临床中的应用［J］.中医正骨，

1999，11（12）：5556.

［21］段佳玉，段佳威.对附骨疽病因病机及诊治的探讨［J］.北京中医药大学学报，2000，23（6）：63-64.

［22］干祖望.江苏是中医外科的发祥地［J］.江苏中医，2000，21（4）：31.

［23］徐瑞军，张令伦.小金丹（丸）临床应用概述［J］.实用中医药杂志，2001（10）：46-47.

［24］徐瑞军，张令伦.小金丹临床应用研究进展［J］.长春中医学院学报，2001（4）：56-57.

［25］周俊兵.明至清代鸦片战争前中医外科学的重大成就［J］.南京中医药大学学报（自然科学版），2001，17（4）：248-250.

［26］艾儒棣，艾华.中医外科学的起源及形成［J］.成都中医药大学学报，2002，25（4）：52-55.184.

［27］唐恩亭.中医外科内治法阐要［J］.浙江中西医结合杂志，2002，12（5）：318-319.

［28］何欣，黄立中.犀黄丸临床应用及实验研究进展［J］.中医药导报，2003，9（4）：82-84.

［29］李古松.浅析明清三大外科学派之特色［J］.天津中医药，2003，20（6）：38-39.

［30］梁鹤，吴峰，洪素兰.王维德外科学术思想探析［J］.四川中医，2004（9）：3-4.

［31］阙华发，刘晓鸫，向寰宇等.唐汉钧教授治疗重症有头疽的经验［J］.陕西中医，2004，25（3）：245-247.

［32］唐汉钧.秉承传统，开拓创新——从中医外科学的发展史看继承与创新［J］.中西医结合学报，2005，3（3）：169-173.

［33］司国民，李云，李成营，等.中医外治法与透皮给药系统［J］.中国

医学科学院学报，2006，7（3）：468.

［34］王军强，田思胜.王洪绪外科学术思想探讨［J］.河南中医，2006（12）：23-25.

［35］郭代红，陈超.浅部真菌感染的药物治疗［J］.临床药物治疗杂志，2007（1）：27-31.

［36］王军强.王洪绪阴疽学术思想研究［D］.山东中医药大学，2007.

［37］濮玉龙.王维德《外科证治全生集》阴疽证治经验探析［J］.上海中医药杂志，2008（7）：59.

［38］崔云，郑军状.《外科正宗》学术成就说略［J］.中华中医药杂志，2008，23（3）：187-189.

［39］谭忠乐.高秉均外科学术思想探讨［J］.长春中医药大学学报，2008（5）：477.

［40］范新六，赵唯贤.《疡科心得集》"外科三焦辨证"学术思想探讨［J］.四川中医，2008，26（12）：53-54.

［41］黄桃园.清代医家高秉钧《疡科心得集》学术思想研究［D］.广州中医药大学，2009.

［42］张保国，梁晓夏，刘庆芳.阳和汤现代临床应用［J］.中成药，2009，31（10）：1598-1601.

［43］赵建龙，谢吟灵.阳和汤的临床应用［J］.长春中医药大学学报，2009，25（2）：181-182.

［44］赵岩松，耿学英，宋乃光，等.浅谈阴阳辨证与赵炳南的辨证思想［A］.中华中医药学会.中华中医药学会皮肤科分会第六次学术年会、赵炳南学术思想研讨会、全国皮肤科中医外治高级研修班论文集［C］.中华中医药学会：中华中医药学会，2009：4.

［45］宋乃光.赵炳南皮肤科学术渊源研究［A］.中华中医药学会.中华中医药学会皮肤科分会第六次学术年会、赵炳南学术思想研讨会、全国

皮肤科中医外治高级研修班论文集［C］.中华中医药学会：中华中医药学会，2009：5.

［46］路晔，吴亚旭，周奇峰.《马评外科证治全生集》学术思想探析［J］.辽宁中医药大学学报，2009，11（1）：17-18.

［47］牛德兴，薛淑芳.从毒邪与正虚论治生殖器疱疹［J］.中医研究，2010，23（11）：61-62.

［48］彭吉勇.阳和汤治疗恶性肿瘤的临床应用规律研究［D］.湖南中医药大学，2010.

［49］徐羽，车文生，洪素兰.中医药辨证治疗瘰疬临床经验［J］.中医学报，2010，25（6）：1092-1094.

［50］姜德友，淡平平.《外科正宗》学术思想初探［J］.中医药信息，2011，28（2）：130-132.

［51］任旭.王维德生平及医学著作［J］.中医文献杂志，2011，29（1）：43-46.

［52］和中浚，周兴兰.《外科证治全生集》与《洞天奥旨》学术思想比较研究［A］.甘肃省卫生厅、庆阳市人民政府.中国庆阳2011岐黄文化暨中华中医药学会医史文献分会学术会论文集［C］.甘肃省卫生厅、庆阳市人民政府：中华中医药学会，2011：5.

［53］王晓宇，赵毅.《外科证治全生集》版本体系研究［J］.中医文献杂志，2012，30（5）：16-18.

［54］谢作钢.《外科证治全生集》男科疾病论治的体会［J］.四川中医，2012，30（2）：50.

［55］和中浚.中医外科"正宗派"学术源流论［J］.中国中医基础医学杂志，2012，18（2）：124-126.

［56］和中浚，周兴兰.《外科证治全生集》与《洞天奥旨》学术思想的比较研究［J］.中华中医药学刊，2012，30（3）：459-461.

［57］和中浚.道教文化对中医外科营的影响［J］.中医药文化，2012，（6）：
　　　8-12.

［58］赵瑞勤.从《外科证治全生集》管窥外科全生派的临床证治特色［J］.
　　　四川中医，2012，30（3）：43-45.

［59］陈仁寿，刘一鹤.江苏中医外科学术发展述略［J］.中华中医药杂志，
　　　2012，27（6）：1507-1510.

［60］邓卫芳，裴晓华.《外科正宗》学术思想总结［J］.中华中医药学刊，
　　　2013，31（9）：2064-2065.

［61］龚旭初.陈实功《外科正宗》对中医外科学的贡献［J］.辽宁中医药
　　　大学学报，2013，15（10）：13-15.

［62］刘会良，张少辉，张董晓，等.《外科证治全生集》学术成就的探析
　　　［J］.中国医药指南，2013，11（23）：258-260.

［63］朱晨.高秉钧《疡科心得集》学术思想浅析［J］.湖南中医杂志，
　　　2015，31（5）：142-143.

［64］张森，刘华生，翁蓉蓉.《外科证治全生集》学术思想探讨［J］.江苏
　　　中医药，2015，47（3）：5-8.

［65］刘静，陆德铭.《疡科心得集》中"辨"的思想［J］.河南中医，
　　　2017，37（1）：47-49.

［66］穆超超，赵志恒，胡雯雯.《外科正宗》与《外科证治全生集》"疽"
　　　证论治刍议［J］.世界中西医结合杂志，2017，12（6）：749-752.

［67］郭文芳.《外科证治全生集》疽病证研究［J］.中医临床研究，2018，
　　　10（14）：15-17.

［68］李晓强，闫小宁，赵志金.论王维德消法和托法的理论内涵［J］.中
　　　国中医基础医学杂志，2018，24（1）：16-17，20.

汉晋唐医家（6名）

张仲景　王叔和　皇甫谧　杨上善　孙思邈　王　冰

宋金元医家（19名）

钱　乙　刘　昉　陈无择　许叔微　陈自明　严用和
刘完素　张元素　张从正　成无己　李东垣　杨士瀛
王好古　罗天益　王　珪　危亦林　朱丹溪　滑　寿
王　履

明代医家（24名）

楼　英　戴思恭　刘　纯　虞　抟　王　纶　汪　机
薛　己　万密斋　周慎斋　李时珍　徐春甫　马　莳
龚廷贤　缪希雍　武之望　李　梴　杨继洲　孙一奎
吴　崑　陈实功　王肯堂　张景岳　吴有性　李中梓

清代医家（46名）

喻　昌　傅　山　柯　琴　张志聪　李用粹　汪　昂
张　璐　陈士铎　高士宗　冯兆张　吴　澄　叶天士
程国彭　薛　雪　尤在泾　何梦瑶　徐灵胎　黄庭镜
黄元御　沈金鳌　赵学敏　黄宫绣　郑梅涧　顾世澄
王洪绪　俞根初　陈修园　高秉钧　吴鞠通　王清任
林珮琴　邹　澍　王旭高　章虚谷　费伯雄　吴师机
王孟英　陆懋修　马培之　郑钦安　雷　丰　张聿青
柳宝诒　石寿棠　唐容川　周学海

民国医家（7名）

张锡纯　何廉臣　陈伯坛　丁甘仁　曹颖甫　张山雷
恽铁樵